AIDE-MÉMOIRE

DES

MALADIES DES POUMONS ET DES BRONCHES

MANUEL DU MÉDECIN PRATICIEN

AIDE-MÉMOIRE DES MALADIES DES POUMONS ET DES BRONCHES

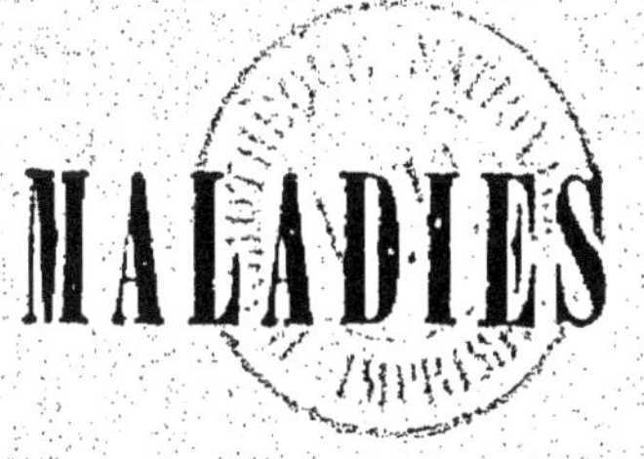

Par le Professeur Paul LEFERT

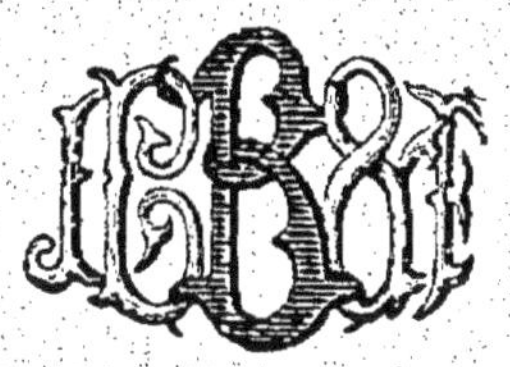

PARIS
LIBRAIRIE J.-B. BAILLIÈRE ET FILS
19, rue Hautefeuille, près du boulevard Saint-Germain.

1902

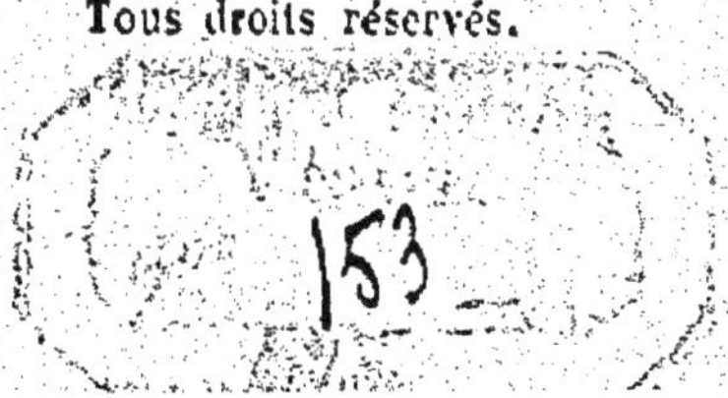

PRÉFACE

—

Cet *Aide-mémoire*, destiné aux étudiants et aux praticiens, a été écrit dans un but essentiellement pratique.

Nous avons développé, autant que possible, l'étude clinique des maladies que le médecin rencontre journellement : *broncho-pneumonie*, *pneumonie*, *tuberculose*, laissant au second plan les considérations générales et l'anatomie pathologique, et décrivant rapidement les maladies qu'on ne rencontre que rarement.

Dans une première partie, nous avons résumé la séméiologie de l'appareil respiratoire (sauf les troubles laryngés), réduisant nos descriptions aux faits et aux théories universellement admises, sans entrer dans les discussions que soulèvent bien des points de la séméiologie du poumon.

La seconde partie est consacrée à la description des maladies des bronches et du poumon. Nous nous sommes efforcés de mettre en relief les signes qui permettent de porter le diagnostic et le pronostic de chaque maladie, en particulier, et de résumer, aussi complètement que possible, les principaux modes de traitements dont l'emploi est réellement pratique et efficace.

1er juillet 1902.

Paul Lefert.

AIDE-MÉMOIRE

DES

MALADIES DES POUMONS ET DES BRONCHES

PREMIÈRE PARTIE

SÉMÉIOLOGIE DU POUMON

CHAPITRE PREMIER

SYMPTOMES FONCTIONNELS

Les symptômes qui attirent, en général, l'attention des malades, sont : la *douleur*, la *dyspnée*, la *toux*, l'*expectoration* : l'analyse de chacun de ces symptômes fournit de précieuses indications pour le diagnostic, le pronostic et le traitement.

I. — DOULEUR

On en observe trois types principaux :

a) **Point de côté.** — Il accompagne généralement le début des pleurésies et de la pneumonie séro-fibrineuse et apparaît, en général, brusquement ; les malades ressentent, tout à coup, une douleur lancinante ou pongitive, très intense, exagérée par les efforts respiratoires et les secousses de la toux ; aussi, les malades immobilisent, autant que possible, leur thorax ; la respiration est courte et pénible. Le point de côté siège, en général, au-dessous du mamelon, plus souvent à droite, même lorsque la lésion occupe le côté gauche. D'ordinaire la pression et la percussion sont très douloureuses en ce point.

Le point de côté est d'origine pleurale ; son existence est l'indice d'une poussée de pleurite aiguë ; son apparition soudaine, au cours d'une broncho-pneumonie ou d'une pneumonie, indique que l'inflammation a gagné la surface du poumon, et s'est propagée à la plèvre. Le point de côté ne dure en général que 48 heures, quelques jours au plus ; il disparaît, au cours des pleurésies, dès qu'apparaît l'épanchement.

b) **Névralgies.**—Elles s'observent fréquemment, au cours des diverses affections du poumon ou de la plèvre et siègent le plus souvent au niveau des nerfs intercostaux ou du phrénique. On les reconnaît alors, en explorant, par le palper, les points correspondant au trajet des nerfs atteints et, surtout, à l'émergence des branches perforantes destinées à la peau (points de Valleix). Rappelons que, dans la névralgie intercostale, le palper trouve, sur le trajet du nerf, trois points douloureux : le plus constant, situé un peu au-devant de la ligne axillaire, correspond à l'émergence de la branche perforante latérale. Les deux autres points sont situés : l'un à la partie antérieure de l'espace intercostal (émergence du perforant antérieur), l'autre à la partie la plus reculée de l'espace, près de la colonne vertébrale.

Dans la névralgie phrénique, la pression est douloureuse, le long du trajet du nerf : à l'extrémité antérieure des espaces intercostaux, le long des bords du sternum, mais la douleur est surtout réveillée au point interscalénique, et au niveau du bouton de Guéneau de Mussy (point correspondant à l'intersection de la ligne qui unit les extrémités antérieures des dixièmes côtes avec la verticale longeant le bord du sternum). La constatation d'une névralgie intercostale et d'une névralgie phrénique est l'un des meilleurs indices d'une pleurésie diaphragmatique.

D'autres fois, les névralgies semblent dues à l'irritation des filets pulmonaires du pneumogastrique; telle est l'explication, généralement admise, de cette douleur fixe, térébrante, connue, depuis Peter, sous le nom de « clou des phtisiques ». Les douleurs intolérables du cancer pulmonaire semblent, de même, devoir être rapportées à l'irritation du pneumogastrique.

c) Enfin un certain nombre de malades, surtout ceux atteints de tuberculose pulmonaire chronique, se plaignent de douleurs vagues survenant surtout le soir, siégeant de préférence entre les omoplates, et consistant en une sensation de fatigue, d'endolorissement musculaire. Cette sensation de fatigue s'observe surtout lors de la formation d'adhérences pleurales étendues, gênant l'ampliation du thorax à chaque inspiration.

II. — DYSPNÉE

Elle peut être *paroxystique* ou *continue*.

a) **Dyspnées paroxystiques.** — Tantôt la dyspnée survient par *accès ;* par exemple, les affections laryngées susceptibles d'apporter brusquement une gêne considérable à l'entrée de l'air dans les voies aériennes (croup, laryngite striduleuse, spasmes glottiques, œdèmes de la glotte, corps étrangers des voies aériennes) produisent des *accès de suffocation*, dont l'origine laryngée se reconnaît aisément aux caractères suivants : la dyspnée est surtout *inspiratoire :* l'inspiration est lente, pénible, sifflante ; les accès intenses s'accompagnent, surtout chez l'enfant à thorax flexible, de *tirage* sus et sous-sternal ; l'ampliation thoracique produite par la contraction de tous les muscles inspirateurs, à chaque inspiration, s'accompagne de l'affaissement des creux sus-sternal, sus-claviculaires et épigastrique.

Les accès de suffocation de l'*asthme vrai*, des *pseudo-asthmes cardiaque* et *rénal*, ont des caractères spéciaux que nous exposerons en étudiant l'asthme.

La *dyspnée d'effort* est celle qui survient au moment d'un exercice musculaire, ou d'un effort quelconque. A l'état normal, un violent exercice musculaire, une course rapide et prolongée, déterminent, plus ou moins rapidement, suivant les sujets, de l'essoufflement que le repos calme rapidement ; au cours des cardiopathies chroniques (affections mitrales, altérations chroniques du myocarde), cet essoufflement survient pour un effort souvent minime (montée d'une côte ou d'un escalier). Ou bien l'essoufflement se produit après les repas, surtout chez les malades atteints de dyspepsie atone, avec fermentations gastro-intestinales exagérées. Pendant les accès de suffocation de la dyspnée d'effort, l'auscultation peut révéler les signes de la congestion pulmonaire ; on constate, parfois, un léger degré de dilatation des cavités droites du cœur.

b) **Dyspnée continue.** — Elle appartient aux

affections susceptibles d'entraver, d'une manière permanente, la respiration. On peut les diviser en deux groupes : 1° *affections entravant les mouvements respiratoires de la cage thoracique* : par exemple les névralgies intercostales, les pleurodynies, les myalgies ou les fractures de côtes ; 2° *affections diminuant la capacité pulmonaire* ; inflammations et tumeurs du poumon, pleurésies avec épanchement, pneumothorax. Encore faut-il que la diminution de la capacité respiratoire se fasse rapidement, et atteigne un degré considérable (pneumothorax total, broncho-pneumonie double, congestion très étendue) ; on sait que, par exemple, la dyspnée que l'on observe au cours des pleurésies est loin d'être en rapport avec l'abondance de l'épanchement, et ne saurait servir de guide lorsqu'il s'agit de décider de l'opportunité d'une thoracentèse.

La dyspnée continue s'accompagne, en général, de modifications du type normal de la respiration : celle-ci s'accélère (*polypnée*) ; cette accélération indique, lorsqu'elle est très marquée (atteignant ou dépassant, chez l'adulte, le chiffre de 60 respirations à la minute), une lésion grave de l'appareil respiratoire. En outre, la respiration devient, en général, *faible* et *superficielle*. Dans la broncho-pneumonie, la dyspnée est surtout *expiratoire* ; chez les enfants, l'expiration devient brève, pénible, bruyante ; l'enfant « pousse », selon l'expression consacrée.

Lorsque la dyspnée, qu'elle soit paroxystique ou continue, devient considérable, on observe : des troubles circulatoires ; le pouls s'accélère, devient souvent petit et faible ; lorsque l'hématose devient trop insuffisante, on observe la cyanose de la face et des extrémités. Enfin, dans les affections qui occasionnent une dyspnée notable, avec polypnée, on observe, surtout chez les enfants, le *battement des ailes du nez*, qui représente l'un des meilleurs signes accessoires de la broncho-pneumonie, chez l'enfant.

III. — TOUX

La secousse de toux consiste en une expiration forte et bruyante ayant pour résultat d'expulser vers le pharynx les corps étrangers des voies aériennes. On admet généralement que la toux est due à un réflexe, provoqué par l'irritation des terminaisons nerveuses du laryngé supérieur dans la muqueuse laryngée, spécialement au niveau de la zone interaryténoïdienne, dite *zone tussigène*. Cliniquement, on distingue la toux « sèche », et la toux « grasse » ou accompagnée d'expectoration. La toux peut, encore, être paroxystique ou continue. Ses caractères varient suivant sa cause : éclatante dans les *affections spasmodiques* (toux rauque, aboyante de la *laryngite striduleuse*), elle est éteinte dans le *croup*, et dans les *laryngites* aiguës ou chroniques. La *coqueluche* est caractérisée par une toux quinteuse, avec reprise : la *quinte* consiste en une série d'expirations sonores, brèves, se succédant rapidement, puis se fait une inspiration longue, rauque, bruyante, qui a été comparée au chant du coq ; c'est la *reprise* chaque accès se compose d'un nombre de quintes variable suivant l'intensité de la coqueluche, puis se termine par une expectoration abondante de mucosités filantes, souvent accompagnée de vomissements.

Dans l'*adénopathie trachéo-bronchique*, on observe des quintes qui ressemblent tellement à celles de la coqueluche que Guéneau de Mussy attribuait à l'adénopathie trachéo-bronchique concomitante la toux quinteuse de la coqueluche. Toutefois, chez l'enfant au moins, les quintes de l'adénopathie se répètent moins souvent que celles de la coqueluche ; elles sont plus atténuées, avec une reprise ordinairement avortée, et déterminent moins souvent des vomissements. Enfin, l'expectoration abondante est presque spéciale à la coqueluche.

Au cours des *affections du poumon* et *de la plèvre*, la toux est, en général, faible, principalement dans les affections qui s'accompagnent d'un point de côté. La toux de la *broncho-pneumonie* est une petite toux expiratoire, spéciale.

Enfin la toux peut être due à une *cause nerveuse*, succédant à une irritation des terminaisons du pneumogastrique dans le pharynx, l'œsophage, l'estomac, l'intestin, l'utérus, etc. ; dans certains cas, elle peut être liée à une poussée de congestion pulmonaire également d'origine nerveuse : enfin les hystériques présentent, parfois, de la toux nerveuse *sine materia*. En général, la toux nerveuse est une petite toux brève, quinteuse, sans expectoration.

IV. — EXPECTORATION

Après avoir étudié l'expectoration en général, nous aurons à revenir sur l'expectoration de sang ou *hémoptysie*, et sur les *vomiques*, ou expectoration brusque d'une grande quantité de pus.

a) **Expectoration en général.** — Elle est, d'ordinaire liée à la toux, à laquelle elle est cependant loin d'être proportionnelle. D'abondance très variable, les crachats présentent de nombreuses variations, dont l'étude peut être fort utile au diagnostic. Voici les principaux types :

Crachats blancs. — *Séreux* ou *muqueux*. Ils ont l'aspect d'un liquide clair, plus ou moins épais et visqueux, dont la surface présente une mousse plus ou moins abondante. Les crachats blancs s'observent à la première période des bronchites, au cours des *congestions* et *œdèmes du poumon*. Ils sont très abondants, en particulier dans la *bronchite albuminurique* de Lasègue, et contiennent une notable quantité d'albumine. Dans la *pneumonie congestive*, l'expectoration est « gommeuse » : souvent, au cours des affections congestives du poumon, l'expectoration est rosée, et contient des filets de sang.

Dans l'*asthme*, le malade rend, à la fin des crises, une grande quantité de crachats muqueux, filants, visqueux, dans lesquels ont trouve des petites masses blanches et dures, grosses comme des têtes d'épingle (*crachats perlés* de Laennec). Au microscope, ces crachats contiennent des éléments spéciaux (spirales de Curschmann et cristaux de Charcot-Leyden) sur lesquels nous aurons à revenir.

Crachats rouillés. — Ils appartiennent à la période d'*hépatisation rouge* de la *pneumonie aiguë séro-fibreuse*, et ont un aspect caractéristique. Ils sont visqueux, épais, à ce point que l'on peut retourner le vase qui les contient sans qu'ils quittent le fond ; leur couleur a été comparée à celle de la rouille ; elle est due à la présence, dans l'expectoration, des éléments qui constituent l'exsudat de la pneumonie séro-fibreuse ; au microscope, on constate de nombreux globules rouges, des leucocytes, quelques globules de pus et quelques cellules épithéliales ; mais surtout une grande quantité de fibrine ; on trouve de véritables moules fibreux des petites bronches.

L'*expectoration purulente* peut revêtir différents aspects. Les crachats sont *muco-purulents*, comme par exemple dans la bronchite arrivée à sa période de coction : ils sont *séro-purulents*, dans la bronchite fétide gangreneuse ; le pus est parfois presque homogène. Les *crachats nummulaires* se rencontrent surtout au cours de la tuberculose pulmonaire chronique, à sa période cavitaire : ils sont composés d'un liquide clair et de pus épais jaunâtre. Ce dernier s'accumule, par le repos, en petites masses discoïdes, que l'on a comparées à des pièces de monnaie, nageant dans le liquide clair.

L'examen bactériologique des crachats purulents peut donner des renseignements précieux : on y trouve des microbes variables suivant la nature de la maladie : nous aurons à y revenir à propos de chacune en particulier ; on y trouve encore des cristaux d'importance beaucoup moins considérable ; enfin, des fibres élastiques, ou des débris de parenchyme pulmonaire, dont la constatation indique une lésion destructive du poumon (gangrène, tuberculose pulmonaire chronique au stade de caséification). Les fibres élastiques sont aisées à déceler, il n'est besoin, pour cela, d'aucune préparation spéciale. Sur une préparation non colorée, elles apparaissent brillantes, incolores, offrant une réfringence comparable à celle qu'aurait une mince baguette de verre ; elles se bifurquent, présentent un volume variable ; jamais on n'observe leur terminaison naturelle ; toujours leurs extrémités apparaissent nettement cassées, jamais effilées. L'acide picrique les colore de façon diffuse en jaune-clair intense : les colorants employés d'ordinaire pour les recherches bactériologiques les colorent fortement, mais toujours de façon diffuse ; à l'aide d'un fort grossissement, on peut les décomposer en grains.

Les diverses variétés de crachats que nous venons d'énumérer peuvent être colorés en noir plus ou moins intense, ce qui est dû à la présence des poussières apportées par l'air inspiré (anthracose).

b) **Hémoptysies.** — L'hémoptysie est le rejet, par expectoration, de sang venant de la trachée, des bronches ou des poumons.

Symptômes. — Tantôt l'hémoptysie survient sans prodrômes, le malade en est aussi surpris qu'effrayé ; d'autres fois, le crachement de sang est précédé de prodromes variables. Depuis plusieurs heures ou plusieurs jours, le malade éprouvait des malaises dus à des poussées congestives du poumon, avec dyspnée, douleur rétro-sternale, voire même des épistaxis; dans les moments qui ont précédé l'hémoptysie, l'hémorragie a pu être annoncée par une vive douleur entre les épaules, une sensation de chatouillement laryngé provoquant la toux, une saveur de sang dans la bouche. Puis, survient l'hémoptysie ; le malade asphyxie, pâlit, ses traits expriment l'angoisse; au milieu de pénibles secousses de toux, il crache du sang en quantité variable. Tantôt l'hémoptysie est *foudroyante;* lors de la rupture d'un anévrysme de la crosse de l'aorte dans les bronches, par exemple, un flot de sang s'échappe à la fois par la bouche et par les narines; le malade succombe même parfois à une syncope, avant que le sang ait eu le temps d'arriver à la bouche. D'autres fois, l'hémoptysie est *insignifiante*, se réduisant à quelques crachats sanglants, qui peuvent fort bien passer inaperçus. Le plus souvent, l'hémorragie est entre ces deux extrêmes; le malade rend, en une ou plusieurs crises de toux, une quantité de sang variant de quelques grammes à un quart de litre, ou même, un demi-litre. La toux s'accompagne souvent de vomissements, provoqués, vraisemblablement, par l'irritation laryngée due au contract du sang.

Evolution. — Généralement, l'hémoptysie se fait en plusieurs fois : le malade crache une certaine quantité de sang, puis l'hémorragie semble s'arrêter pour reprendre au moindre effort, à la moindre secousse de toux. Voilà pourquoi il est si important de recommander l'immobilité absolue et le silence complet à un malade qui vient d'avoir une hémoptysie. D'ordinaire, les crachements de sang se renouvellent pendant plusieurs jours, avec une abondance et une fréquence variables, puis l'hémoptysie finit par s'arrêter, les crachats contenant de moins en moins de sang.

L'aspect du sang est variable suivant son abondance et la cause de l'hémorragie ; tantôt le sang est pur, spumeux, rutilant, aéré, comme dans une hémoptysie abondante, survenue au cours d'une tuberculose pulmonaire ulcéreuse ; d'autres fois le sang est noir, tels les *crachats hémoptoïques*, qui caractérisent l'apoplexie pulmonaire. D'ordinaire, lorsque l'hémoptysie est sur le point de finir, les derniers crachats sanglants contiennent du sang noirâtre, à demi coagulé; la constatation de crachats présentant cet aspect permet d'annoncer la fin de l'hémoptysie.

L'hémoptysie s'accompagne de troubles variables de l'état général; au moment où elle se produit, on observe une pâleur marquée, avec sueurs froides, lipothymies, ou même syncopes, ces symptômes dépendant, souvent, plus du choc nerveux que de l'abondance de l'hémorragie; si l'hémoptysie a été abondante, elle laisse, à sa suite, une anémie plus ou moins marquée.

Diagnostic. — En présence de crachements de sang, on doit se poser successivement les questions suivantes :

1° Est-ce une hémoptysie ? — On reconnaît aisément la *stomatorragie*, dans laquelle le sang est rendu par simple expuition, sans toux (scorbut, purpura, etc.). L'*épistaxis* peut être plus embarrassante : lorsqu'elle survient pendant le sommeil, le sang peut être dégluti, et rejeté ensuite par expuition ou même à la suite d'efforts de toux ; en ce cas, il suffira d'ordinaire d'inspecter le fond de la gorge, pour y voir des traînées de sang coagulé, descendant du nez vers le pharynx : le malade rend du sang en se mouchant.

La difficulté peut être plus grande, lorsqu'il s'agit du cas, rare d'ailleurs, de *pituite hémorragique des hystériques ;* les malades rendent, par simple expuition, ou en toussant, la valeur d'un verre à Bordeaux d'un liquide homogène, coloré en rouge clair, par une faible quantité de sang : MM. Mathieu et Josserand (de Lyon) ont établi que ce liquide est, tout simplement, de la salive teintée par un peu de sang venant de la succion instinctive des gencives, fréquente chez les hystériques ; ce liquide, dégluti, est retenu dans l'œsophage, grâce à la contracture spasmodique de sa partie inférieure.

L'*hématémèse* peut être, dans certains cas, véritablement difficile à distinguer de l'hémoptysie, lorsqu'on n'en a pas été témoin. Le malade dit souvent avoir, simultanément, toussé et vomi ; en ce cas, le sang est mêlé au contenu de l'estomac : le diagnostic se fait à l'aide de trois éléments : *a*) les caractères du sang qui, dans l'hémoptysie de quelque abondance, est, d'ordinaire, spumeux, aéré, rutilant, tandis que, dans l'hématémèse, il est plus noir, plus homogène, mieux mélangé aux aliments; *b*) la marche de l'hémorragie est, peut-être, le meilleur critérium ; nous avons vu que l'hémoptysie finit peu à peu, le malade continuant à expectorer pendant quelque temps des crachats sanglants ; en cas d'hématémèse, l'émission de sang ne se reproduit qu'avec de nouveaux vomissements ; *c*) enfin, l'anamnèse montre que, dans un cas, le malade présentait les symptômes d'une affection gastrique, telle que le cancer ou l'ulcère, par exemple; dans l'autre, l'hémoptysie a été précédée des signes d'une affection des voies respiratoires. Ce dernier élément de diagnostic peut faire défaut, l'hémoptysie ou l'hématémèse pouvant être le premier symptôme observé; d'autre part, on peut se trouver en présence de cas complexes : chez un artério-scléreux avéré, le rejet, par la bouche, d'une certaine quantité de sang pourrait tout aussi bien provenir de la rupture d'un anévrysme miliaire des bronches que de la rupture de varices gastriques ou œsophagiennes.

2° D'où vient l'hémoptysie? — Lorsqu'on a pu reconnaître l'origine respiratoire de l'hémorragie, il faut en préciser le siège.

L'hémoptysie d'origine *laryngée* est, en général, facile à reconnaître. Elle se borne au rejet, par simple expulsion, d'une petite quantité de sang rouge, et se produit chez un sujet qui vient d'avaler quelque corps étranger, ou bien chez un malade atteint d'une laryngite intense, chronique le plus souvent (cancer, tuberculose).

L'hémoptysie d'origine *trachéale* est un accident que l'on observe, au cours des *tumeurs du médiastin*, en deux circonstances bien distinctes. Tantôt, l'hémoptysie accompagne l'ouverture, dans la trachée, d'un abcès du voisinage, ou d'un anévrysme de la crosse de l'aorte; dans le premier cas, c'est une petite hémoptysie peu importante, précédant la vomique : dans le second cas, l'hémoptysie est foudroyante, sauf cependant lorsque la rupture produit tout d'abord l'infiltration du sang dans les tissus du voisinage, avant de faire irruption dans les voies aériennes; la grande hémoptysie terminale est alors précédée de petites hémoptysies, se répétant pendant plusieurs jours, avec une fréquence et une abondance variables.

D'ordinaire, le sang rendu par hémoptysie vient des bronches ou des poumons. Il est souvent facile de distinguer l'une de l'autre les deux variétés ; le sang venant des bronches est, d'ordinaire, rutilant, spumeux, aéré, c'est celui des hémoptysies de la tuberculose pulmonaire chronique. Au contraire, le sang venant du poumon lui-même s'infiltre d'abord dans le parenchyme pulmonaire, avant d'arriver aux voies aériennes (apoplexie pulmonaire) ; il est alors, à l'émission, épais, homogène, noir, souvent à demi coagulé (crachats hémoptoïques des cardiaques). Et la distinction n'est pas sans importance : la bronchorragie et la pneumorragie ont, souvent, une gravité et des causes toutes différentes, et ne donnent pas lieu aux mêmes indications thérapeutiques, ainsi que nous allons le voir.

3° Quelle est la cause de l'hémoptysie ? — *a*) En présence d'une hémoptysie dans laquelle le sang présente l'aspect que nous venons d'indiquer comme appartenant à la bronchorragie, il faut, avant tout et toujours, penser à la tuberculose pulmonaire, et la rechercher avec soin. En effet, au cours des inflammations aiguës du poumon, on n'observe guère d'hémoptysie ; les crachats rouillés de la pneumonie ne sauraient mériter cette appellation. On ne sera guère embarrassé par les hémoptysies laryngées, sauf, cependant, lorsque la tuberculose laryngée coïncide, comme c'est fréquent, avec la tuberculose pulmonaire. On reconnaît facilement les hémoptysies qui précèdent l'évacuation, par vomique, d'un abcès du médiastin, l'élimination d'un foyer de gangrène pulmonaire, ou enfin l'ouverture, dans les bronches, d'un kyste hydatique du poumon. Cependant, dans ce dernier cas, le diagnostic pourra être moins facile ; avant l'ouverture, on constate les signes d'une tumeur du poumon, avec, le plus souvent, un peu de congestion ou d'inflammation dans les parties voisines du poumon ; ces signes ressemblent à ceux d'une tuberculose pulmonaire encore non ouverte ; les hésitations ne disparaîtront complètement qu'après l'ouverture, alors que le malade rend des débris de membrane hydatique dans ses crachats. Nous ne ferons que citer pour mémoire les bronchorragies qui surviennent au cours des *plaies de poitrine;* leur origine est évidente : notons seulement qu'elles ont une grande importance pour le pronostic, puisqu'elles indiquent presque sûrement que la plaie est pénétrante ; il faut, cependant, savoir qu'une simple contusion du thorax peut occasionner des hémoptysies.

L'hémoptysie est aussi rare, au cours de la *tuberculose pulmonaire aiguë,* qu'elle est fréquente dans la *tuberculose pulmonaire chronique,* dans laquelle on l'observe à deux périodes de la maladie :

1° A la *première période* de la maladie, l'hémoptysie apparaît chez des sujets qui présentaient des signes plus ou moins nets de tuberculisation ; elle est, parfois, le signe révélateur de la maladie, et survient, chez des gens bien portants, en apparence, à l'occasion d'un effort, d'une fatigue, et, surtout, d'un traumatisme.

L'hémorragie est, d'ordinaire, d'abondance minime, puisqu'elle est due à la rupture de petits vaisseaux ; cependant, dans la *forme éréthique* de la tuberculose, les hémoptysies peuvent se répéter au point d'anémier le malade, à la longue.

A cette période, l'hémoptysie a, surtout, une importance séméiologique considérable ; survenant chez un malade qui présente les signes d'une congestion pulmonaire localisée à un sommet, elle est l'indice, à peu près certain, de la tuberculose pulmonaire, surtout si l'on constate quelqu'un des symptômes fonctionnels, et des troubles de la nutrition, qui accompagnent, d'ordinaire, l'éclosion de la tuberculose pulmonaire.

Ajoutons, enfin, qu'en elle-même l'hémoptysie, survenant à cette période, est loin d'avoir toujours la même gravité. Tantôt, c'est un simple avertissement, n'amenant aucune perturbation appréciable de la santé ; d'autres fois, au contraire, elle s'accompagne de fièvre ; les malades demeurent, ensuite, fatigués, abattus ; on constate alors une ou plusieurs poussées aiguës de la tuberculose, qui peut prendre une allure rapide, à la suite d'une hémoptysie ; on a pu constater que, dans ces cas, le sang de l'hémoptysie contient, soit le B. de Koch, soit ses toxines ; sa diffusion dans une portion, encore saine, du parenchyme pulmonaire y favorise le développement des lésions tuberculeuses.

2° A la *troisième période*, ou *période cavitaire*, l'hémoptysie, fréquemment observée, présente des caractères tout différents. Parfois foudroyante, elle est, ordinairement, abondante, et, surtout, se répète fréquemment, avec une ténacité qui défie tout traitement : c'est qu'en effet elle est alors due à la rupture dans une caverne d'un *anévrysme de Rasmussen :* le vaisseau qui saigne est très dilaté, ce qui rend l'hémostase plus difficile ; ses parois sont atteintes de dégénérescence, ce qui facilite de nouvelles ruptures. Aussi les hémoptysies qui surviennent à cette période de la maladie amènent fréquemment la mort en quelques jours ou quelques semaines.

b) Tout autre est l'hémoptysie due à une *pneumorragie*, causée par l'*apoplexie pulmonaire*, ou simplement par la stase sanguine du poumon, comme celle qui s'observe chez les sujets atteints d'insuffisance, et surtout de rétrécissement mitral.

L'hémoptysie est précédée de prodromes congestifs et d'une dyspnée exagérée au moindre effort, puis, brusquement, le malade ressent, dans la poitrine, une vive douleur, la dyspnée augmente et l'hémoptysie se produit. Elle présente trois caractères essentiels : 1° son *abondance*, qui est, d'ordinaire, médiocre; parfois, le malade ne rend chaque jour qu'un seul crachat hémoptoïque ; 2° l'aspect du *crachat hémoptoïque* de Grisolle, à peu près pathognomonique. Au milieu des crachats muqueux ou purulents, qui, d'ordinaire, remplissent le crachoir, se trouvent quelques crachats formés uniquement de sang pur, épais, homogène, noirâtre ; 3° enfin la *ténacité* de l'hémoptysie, qui se reproduit chaque jour, pendant 15 jours à 3 semaines, en moyenne (Grisolle).

c) L'hémoptysie du *cancer du poumon* présente un aspect spécial : l'expectoration est uniformément rosée, « gelée de groseille ». Cet aspect est dû à la présence, dans les crachats, de débris muqueux ou colloïdes, venus du néoplasme en voie de désagrégation. L'examen microscopique des crachats peut déceler des parcelles de tissu cancéreux. L'hémoptysie appartient à la période ulcéreuse ou cavitaire du cancer : elle est d'un pronostic fort grave.

d) L'*hémoptysie des névroses* survient sans cause apparente, l'auscultation ne révélant aucune lésion du poumon. Le sujet se met à cracher du sang rouge, clair; le plus souvent, l'hémoptysie est de médiocre abondance : son évolution est des plus variables ; elle peut se répéter journellement pendant des semaines, et cesse brusquement. Il convient de rapprocher de ces hémoptysies des hémoptysies dites *supplémentaires;* elles surviennent à chaque époque menstruelle, lorsque les règles font défaut et disparaissent alors que les règles reparaissent ; elles semblent dues à une poussée de congestion réflexe du poumon.

Il faut être très réservé avant de porter le diagnostic d'hémoptysie nerveuse et bien s'assurer que le poumon est absolument indemne. Nombre de ces hémoptysies pourraient, d'après certains auteurs, être rapportées à la diathèse arthritique : M. Bouchard enseigne que, souvent, en combattant cette diathèse, on a raison d'hémoptysies qui semblent, au premier abord, de cause purement nerveuse.

e) Nous ne ferons que mentionner des causes plus rares d'hémoptysies : telles que les grandes pyrexies, variole, fièvre typhoïde, dans leurs formes hémorragiques, l'ictère grave, l'intoxication aiguë par l'arsenic ou le phosphore, le scorbut, l'hémophilie. L'impaludisme peut donner lieu à des hémoptysies périodiques qu'arrête le sulfate de quinine ; l'artério-sclérose, le mal de Bright peuvent occasionner des bronchorragies, dues à la rupture de petits anévrysmes. Enfin, certaines lésions en foyer, du système nerveux central, l'hémorragie cérébrale, par exemple, peuvent donner lieu à des hémoptysies, que l'on a expliquées par une congestion réflexe du poumon. Pour Brown-Séquard, ces hémoptysies seraient dues à des lésions bulbo-protubérantielles ; d'après François-Franck, l'ablation du premier ganglion cervical du sympathique, arrêtant la transmission du réflexe, supprimerait l'hémoptysie.

Pronostic. — On le voit, la gravité de l'hémoptysie est essentiellement variable : elle dépend : 1° de l'hémoptysie en elle-même, 2° de sa cause, 3° des circonstances dans lesquelles elle survient. Il est évident, par exemple, que l'hémoptysie de la troisième période de la tuberculose pulmonaire chronique est d'un pronostic beaucoup plus sévère que celle de la première période. De même, une hémoptysie, qui serait sans conséquences fâcheuses chez un sujet encore robuste, prend une gravité, parfois extrême, lorsqu'elle survient chez un individu déjà anémié.

Pathogénie. — D'une manière générale, l'hémoptysie est due à la réunion de deux facteurs principaux : 1° une lésion vasculaire; 2° une brusque augmentation de la tension sanguine, déterminant la rupture. Le second facteur est surtout en jeu dans les hémysies dues à une congestion du poumon (hémoptysies nerveuses, hémoptysies des cardiaques par simple stase vasculaire; la lésion vasculaire est la cause principale dans l'hémoptysie de la troisième période de la tuberculose pulmonaire, dans celle du cancer ou de l'apoplexie pulmonaire.

Traitement. — Il doit être : 1° palliatif; 2° curatif.

1° Traitement palliatif. — C'est celui qui a pour but d'arrêter l'hémoptysie. On y arrive, en diminuant la tension sanguine dans les vaisseaux du poumon, et par l'administration de médicaments dits *hémostatiques*.

a) On peut agir sur la tension sanguine de bien des manières. Il faut, tout d'abord, recommander au malade l'immobilité absolue et le silence complet; il doit également éviter absolument de tousser; au besoin, on empêchera la toux par l'administration d'une potion calmante, ou même en prescrivant du chloral ou de la morphine. Le malade sera maintenu au régime lacté, pendant le temps que durera l'hémoptysie, ou du moins, soumis à une alimentation légère, afin d'éviter les poussées congestives qui succèdent souvent aux repas copieux. On fera de la révulsion cutanée par l'application soit de ventouses sèches ou scarifiées (que l'on fera peu saigner) au niveau du foyer présumé de l'hémoptysie, soit de sinapismes sur les jambes, de glace sur le scrotum : les lavements d'eau à 45° sont très efficaces, comme dans toutes les hémorragies viscérales.

b) Les *hémostatiques* les plus employés sont les suivants :

Ipéca. — Prescrire :

Poudre d'ipéca.........	0 gr. 50 centigr. à 1 gr.
Sirop d'ipéca..........	30 gr.

à prendre par cuillerées à café jusqu'à effet nauséeux.

Ergotine : elle n'a pas contre les hémoptysies la même efficacité que contre les métrorragies ; cependant, on peut prescrire :

Ergotine Yvon (solution contenant 1 gr. par centimètre cube d'eau), 1 à 2 centimètres cubes en injections hypodermiques.

Ergotine Bonjean, ou *poudre d'ergot de seigle*, de 2 à 4 gr. par jour.

Tanin : en potion, de 2 à 3 gr. par jour, à continuer jusqu'à la fin de l'hémoptysie.

Hydrastis canadensis (extrait fluide) : 50 à 60 gouttes par jour, par doses de dix gouttes.

Hammamelis virginica (extrait fluide) : aux mêmes doses.

Chlorure de calcium : en potion, de 2 à 4 gr. par jour.

Voici, enfin la formule indiquée par Carnot, pour le *sérum gélatiné* (à employer en injections hypodermiques).

Gélatine..............................	50 gr.
Chlorure de calcium..................	10 —
Eau distillée..........................	1000 —

Stériliser en 2 fois à 100 degrés.

2° Traitement curatif. — Il a pour but d'empêcher le retour des hémoptysies. Il varie suivant la maladie causale, et sera indiqué à propos de chacune en particulier.

c) **Vomiques.** — **Définition.** — On appelle *vomiques* le rejet brusque, par expectoration, d'une certaine quantité de pus, qui a pénétré par effraction dans les voies aériennes.

Symptômes. — Nous prendrons, comme type de notre description, la vomique survenant au cours d'une pleurésie à streptocoques : elle se produit du 20e au 40e jour de la maladie, plus tôt chez l'enfant; l'état général s'aggrave, la fièvre monte plus haut chaque soir, de quelques dixièmes, le malade a parfois une ou plusieurs petites hémoptysies, puis, brusquement, à la suite d'un effort de toux, il éprouve une douleur angoissante, syncopale ; sa face pâlit et se couvre de sueurs, la dyspnée devient subitement extrême, le pouls est petit, rapide, puis, au milieu d'efforts considérables de toux et de vomissements, il rend une quantité variant de quelques centaines de grammes à 1 litre 1/2 de pus jaunâtre, mal lié, plus ou moins strié de sang ; puis, il se trouve soulagé; les jours suivants, au moindre changement de position, le malade est prix de toux, et rend, non plus par vomiques, mais sous forme d'expectoration subcontinue, une certaine quantité de pus : l'exploration du thorax révèle les signes d'un pyopneumothorax, ou, si la pleurésie était enkystée, ceux d'une caverne pulmonaire.

Evolution. — Dans les jours qui suivent la vomique, on note une détente des symptômes d'infection, avec diminution de la fièvre, puis, ou bien la guérison est complète, ou bien la maladie prend une allure chronique, ou, enfin, l'infection générale succède à la vomique, et emporte le malade en quelques jours.

Diagnostic. — 1° RECONNAITRE LA VOMIQUE est, en général, facile; cependant, il faut se méfier des pseudo-vomiques. Tantôt, le pus vient des voies digestives; c'est un abcès rétro-pharyngien qui s'ouvre dans la gorge; exceptionnellement, il s'agit de vomissements de pus survenant au cours de la gastrite phlegmoneuse, ou bien succédant à l'ouverture, dans l'œsophage, d'un abcès du médiastin. Ces pseudo-vomiques peuvent, surtout si elles surviennent la nuit, pendant le sommeil, s'accompagner de secousses de toux qui feront croire à une vomique vraie; il est d'ordinaire, facile de reconnaître les vomiques d'origine digestive : la difficulté pourra être bien plus grande en cas de suppuration du médiastin s'ouvrant dans l'œsophage.

D'autres fois, le pus vient des voies respiratoires et s'accumule en quantité considérable dans une dilatation bronchique, ou une caverne pulmonaire, d'où il est expulsé par pseudo-vomiques; mais il ne s'agit point là de vomiques véritables, le pus n'a pas pénétré par effraction dans les voies aériennes : les pseudo-vomiques se répètent quotidiennement; dans certains cas, cependant, le diagnostic peut être plus difficile; chez certains phtisiques, les cavernes pulmonaires s'oblitèrent de temps en temps, le pus s'accumule en leur intérieur, pendant un nombre variable de jours ou de semaines; cette rétention de pus s'accompagne d'une recrudescence fébrile, et de l'aggravation des troubles généraux; les signes physiques de caverne pulmonaire disparaissent, puis, brusquement, survient une pseudo-vomique, à la suite de laquelle la fièvre tombe et l'état général s'améliore, la caverne étant redevenue perméable, ainsi qu'on peut s'en assurer par l'auscultation.

2° La vomique reconnue, il faut en préciser la cause. — Le diagnostic étiologique est en général facilité par le fait que la vomique termine une vaste suppuration viscérale. Ordinairement la formation du pus s'accompagne de symptômes fonctionnels, de fièvre et d'altérations de l'état général. Tous ces symptômes redoublent, en général, d'intensité au moment où la vomique va se produire. Après que le pus s'est évacué dans les bronches, on trouve les signes d'un pyopneumothorax, ou d'une caverne pulmonaire.

Souvent, aussi, l'examen du pus rejeté par vomique fournit de précieuses indications; le pus d'origine hépatique contient de la bile; si l'abcès est d'origine lithiasique, des calculs peuvent être éliminés avec le pus; en cas de kyste hydatique infecté, on constate des débris de membranes hydatides; enfin, les caractères du pus permettent parfois de soupçonner la nature des agents infectieux : le pus à streptocoques est sanieux, mal lié; le pus à pneumocoques est épais, verdâtre; le pus à staphylocoques est jaune, bien lié; le pus des abcès froids tuberculeux contient de gros grumeaux blanchâtres de substance caséeuse.

Voici les caractères distinctifs de chacune des principales vomiques, en particulier :

a) **Vomiques venant du thorax.** — Les plus fréquentes et les plus importantes sont celles des *pleurésies purulentes*. Nous avons pris comme type de notre description la vomique consécutive à une pleurésie à streptocoques; elle est très grave; souvent les phénomènes infectieux redoublent après l'évacuation du pus, et le malade succombe en quelques jours à l'infection générale.

Dans les *pleurésies à pneumocoques*, la vomique est fréquemment observée; le pus, verdâtre, contient des paquets de fausses membranes; l'examen bactériologique y décèle la présence du pneumocoque; le pronostic est beaucoup moins sombre que dans la variété précédente; les symptômes alarmants du début ont cédé rapidement, après la vomique; la fièvre est peu élevée, l'état général bon; on observe plus fréquemment que dans les autres variétés la guérison spontanée.

La *pleurésie à staphylocoques* se termine rarement par vomique : celle-ci est lente à se produire et peut se terminer par la guérison.

La *pleurésie putride* s'observe au cours de la gangrène pulmonaire, du cancer du poumon, ou en cas de kyste hydatique infecté; le pus est fétide; cette variété est la plus grave de toutes, entraînant à peu près fatalement la mort, par septicémie rapide.

La *pleurésie tuberculeuse* peut demeurer latente jusqu'au moment où se produit la vomique; celle-ci se fait attendre des mois : elle est généralement très abondante; ordinairement elle laisse une fistule pleuro-bronchique, insuffisante pour assurer le libre écoulement du pus; le plus souvent, le malade est emporté par l'infection secondaire du foyer tuberculeux, par les microbes banals de la suppuration.

Beaucoup moins souvent la vomique est d'origine *pulmonaire*. Les *abcès métapneumoniques* ne donnent que rarement lieu à des vomiques peu abondantes, survenant du 5e au 20e jour de l'hépatisation grise. Nous ne ferons que signaler la vomique que détermine l'élimination brusque d'un foyer de gangrène pulmonaire. Plus importante est la vomique que détermine l'ouverture, dans les bronches, d'un kyste hydatique infecté du poumon : la formation du pus est annoncée par les signes ordinaires de l'infection ; la vomique est annoncée par des signes d'inflammation aiguë du poumon et de la plèvre, au voisinage du kyste ; on a signalé l'odeur spéciale d' « échinocoque » que prend l'haleine pendant les jours qui précèdent la vomique ; celle-ci est d'ordinaire très abondante ; le pus évacué est, souvent, mêlé à du sang, en quantité variable, et contient des débris de membrane, des hydatides ou des crochets.

Exceptionnellement, la vomique vient du *médiastin* (ouverture, dans la trachée ou dans les bronches, d'un ganglion trachéo-bronchique suppuré, d'un abcès périœsophagien, etc.). Enfin, la vomique peut être causée par une suppuration des parois thoraciques : ouverture, dans les voies aériennes, d'un phlegmon sous-pleural, ou d'un abcès par congestion, d'origine sterno-costale ou vertébrale.

b) **Vomiques d'origine abdominale.** — Les cas de vomique consécutive à un abcès gazeux sous-phrénique, à une suppuration de la rate, etc... sont peu fréquents. Le plus souvent, les vomiques, venant de l'abdomen, sont d'origine hépatique ou rénale.

Les *grands abcès du foie*, surtout ceux d'origine lithiasique, peuvent se terminer par vomique : pendant les jours qui précèdent cette dernière, apparaissent des signes d'inflammation pleuro-pulmonaire, toux, douleur thoracique, frottements pleuraux, signes de congestion localisée du poumon, puis, brusquement, se produit une vomique abondante ; le liquide est un pus de couleur chocolat, mélangé à de la bile ; il s'établit une fistule pleuro-biliaire : l'écoulement permanent de la bile conduit à une cachexie rapide, ordinairement hâtée par l'apparition d'infection secondaire, et, souvent, de gangrène.

Les *kystes hydatiques du foie* infectés peuvent

donner lieu à une vomique dont les signes ressemblent à celle des kystes hydatiques du poumon. Le pus peut contenir de la bile.

Les *suppurations rénales* et, surtout, le *phlegmon périnéphrétique* peuvent se terminer par vomique. Depuis un ou plusieurs mois, le patient souffrait de douleurs lombaires et de gêne, qui, brusquement, ont augmenté, ainsi que les signes de tuméfaction rénale. Après la vomique, s'établit, d'ordinaire, une suppuration interminable, surtout lorsque la suppuration est due à la présence de calculs; elle dure, alors, tant que ceux-ci ne sont pas entièrement éliminés.

Pronostic. — En elle-même, la vomique est un phénomène salutaire, puisqu'elle produit l'évacuation du pus. Mais celle-ci ouvre trop souvent la porte aux infections secondaires, qui déterminent une septicémie rapide. Le pronostic dépend surtout de la nature et de la virulence de l'agent pathogène ainsi que de la résistance du sujet.

Traitement. — Le plus souvent, on peut prévenir la vomique ; dès qu'on est certain de l'existence d'une pleurésie purulente, ou d'un abcès pulmonaire, hépatique ou rénal, il faut intervenir chirurgicalement, toutes les fois que cela est possible.

Une fois la vomique produite, il faut s'efforcer de tonifier le malade et de modérer l'infection, suivant les indications que nous formulerons plus loin.

On devra intervenir chirurgicalement, toutes les fois que l'on constate les signes de la rétention du pus.

CHAPITRE II

SIGNES PHYSIQUES

I. — INSPECTION

Elle doit porter : *a*) sur l'état général du sujet; *b*) sur le thorax en particulier.

a) **Etat général du sujet.**—Chez un enfant, la bouffissure des traits, avec larmoiement, conjonctivite, devra faire penser à la coqueluche; un faciès pâle, abattu, coïncidant avec une dyspnée expiratoire et un battement rapide des ailes du nez est l'indice d'une bronchopneumonie; la cyanose, survenant au cours d'une maladie aiguë, devra faire rechercher soigneusement la tuberculose.

Chez l'adulte, la pneumonie, l'emphysème, la tuberculose pulmonaire chronique, le cancer donnent aux malades des aspects spéciaux, sur lesquels nous aurons à revenir.

b) **Examen du thorax.** — Des signes accessoires, tels que le développement exagéré de la circulation des téguments, indiquant une gène de la circulation intra-thoracique dans l'adénopathie trachéo-bronchique, par exemple.

On doit surtout rechercher par l'inspection : 1° les déformations du thorax, etc.; 2° les modifications des mouvements respiratoires. D'une manière générale, il vaut mieux examiner le sujet debout, nu jusqu'à la ceinture, les deux côtés du corps et, en particulier, les membres supérieurs étant disposés bien symétriquement, les deux moitiés, droite et gauche, du thorax doivent être éclairées d'égale façon. Lorsqu'on inspecte la face antérieure du thorax, les bras doivent pendre de chaque côté du corps : ils seront reportés en avant, et croisés sur la poitrine lorsqu'on passe à l'examen du dos; on les fait croiser au-dessus de la tête, pour examiner les parties latérales du thorax.

1° ***Déformations de la cage thoracique.*** — Elles sont : *unilatérales* ou *bilatérales*. Dans le second cas, elles peuvent être *symétriques* ou *asymétriques* (Barth et Roger).

a) **Déformations bilatérales.** — Symétriques. — Les *emphysémateux* ont une poitrine globuleuse dilatée de partout, en inspiration forcée : toutes les fois que l'accroissement anormal du ventre refoule en haut le diaphragme, le thorax est élargi à sa base avec projection en avant de la partie inférieure du sternum. Les *tuberculeux* anciens ont un thorax rétréci, amaigri, surtout au niveau des creux sous-claviculaires; le bord spinal des omoplates est écarté du thorax, et se projette en forme d'ailes; cet aspect est connu sous le nom de *scapulæ alatæ*.

Asymétriques. — Elles tiennent d'ordinaire à quelque lésion de la colonne vertébrale. Dans le *rachitisme*, la *scoliose* soulève une des épaules (du côté de la convexité de la colonne dorsale), et rejette en arrière la partie postérieure des côtes du même côté; de l'autre côté, la déformation se fait en sens inverse, aplatissement en arrière, projection des côtes en avant. L'ensemble du thorax forme alors le *thorax oblique ovalaire* de Peyrot. Des déformations analogues accompagnent la *scoliose de la puberté*. Dans le rachitisme, on remarque, d'ordinaire, d'autres déformations : le *chapelet costal* formé par une série de nodosités occupant l'extrémité antérieure des côtes, à l'union des côtes et des cartilages; le sternum est excavé en *carène*, en *gouttière*, ou, au contraire, bombe en avant. Dans le *mal de Pott dorsal*, le thorax semble raccourci; on constate, en arrière, une gibbosité anguleuse, dont le sommet correspond aux apophyses épineuses des vertèbres malades : les côtes sont projetées en avant, le thorax est aplati latéralement; d'ordinaire, la déformation prédomine d'un côté.

b) **Déformations unilatérales.** — La *dilatation d'un côté du thorax*, coïncidant avec l'immobilité respiratoire du même côté, indique une *pleurésie à grand épanchement*, ou un *pneumothorax;* cette déformation s'observe plus rarement dans la pneumonie très étendue. La dilatation, souvent plus apparente que réelle, se compose de deux éléments :

1° L'immobilisation du côté dilaté, en inspiration. On peut s'en assurer en mesurant comparativement, le périmètre des deux moitiés du thorax. Cette mensuration se fait avec un mètre en toile gommée ordinaire : l'une de ses extrémités étant appliquée sur la ligne des apophyses épineuses, un peu au-dessous des angles inférieurs des omoplates; ou on entoure complètement le thorax, aussi horizontalement que possible : on note d'abord le nombre de centimètres correspondant au périmètre total, puis, le chiffre correspondant à la ligne médiane, au-devant du sternum; on peut ainsi connaître la différence des deux côtes, différence qui varie de 2 à 6 centimètres, en faveur du côté voussuré;

2° La déformation est aussi causée par le déplacement du sternum, dont l'extrémité inférieure est attirée du côté malade; on peut s'en rendre compte en tendant un fil entre le milieu de la fourchette sternale et la symphyse pubienne; c'est le *signe du cordeau* de Pitres.

Dans la *symphyse pleurale* unilatérale, on observe une dépression de tout un côté du thorax, les déformations sont l'inverse de ce que nous venons de décrire.

Quelquefois, la base du côté droit seule est dilatée, cette déformation est en rapports avec une *tumeur volumineuse du foie* (kyste ou abcès), faisant saillie vers le thorax.

La *voussure précordiale* de la péricardite avec épanchement est animée de battements de l'anévrysme de la crosse de l'aorte.

Enfin, l'affaissement du creux sous-claviculaire, du côté occupé par une caverne pulmonaire étendue, est dû à l'existence de solides adhérences pleurales localisées au sommet.

2° *Modifications des mouvements respiratoires.*

a) **Modifications du nombre.** — Normalement, on compte de 16 à 18 respirations par minute chez l'adulte, et de 22 à 24 chez l'enfant; ce chiffre est très augmenté dans les affections fébriles, dans les inflammations aiguës des voies aériennes, déterminant une gêne notable à l'entrée ou à la sortie de l'air dans les poumons, et surtout dans celles qui s'accompagnent d'un point de côté. On peut compter jusqu'à 80 respirations par minute, chez les jeunes enfants, au cours des broncho-pneumonies, par exemple.

Inversement, la respiration peut être ralentie; cela s'observe dans les affections qui s'accompagnent d'une dyspnée mécanique considérable (croup, accès d'asthme, emphysème) ou dans les lésions cérébrales, telles que l'hémorragie cérébrale.

b) **Modifications du Rythme.** — Normalement, l'inspiration et l'expiration sont à peu près d'égale durée, et se succèdent sans autre interruption qu'une pause légère, après chaque expiration. L'*inspiration est prolongée* dans les maladies qui occasionnent une gêne à l'entrée de l'air dans les voies aériennes (croup, paralysie des muscles inspirateurs). L'*expiration est prolongée* dans l'asthme, en raison de la contracture des muscles inspirateurs; dans l'emphysème, en raison de la perte d'élasticité du poumon. Les mouvements respiratoires peuvent se succéder sans rythme; tantôt les irrégularités sont absolument atypiques, comme dans la méningite tuberculeuse, l'hémorragie méningée; la *respiration de Cheyne-Stokes* est caractérisée par une série de respirations d'amplitude croissante, à laquelle succède une série de respirations d'amplitude décroissante, suivie, enfin, d'une période d'apnée.

c) **Modifications du type respiratoire.** — Normalement on distingue deux types principaux de respiration : le type *costal supérieur*, dans lequel la respiration se fait surtout par les côtes supérieures (type féminin), et le type *costal inférieur*, ou *diaphragmatique*, plus spécial à l'homme et à l'enfant. Pathologiquement, la respiration ne se fait plus que par le diaphragme en cas de paralysie des autres muscles inspirateurs, elle est uniquement costale lorsque le diaphragme est paralysé ou refoulé par une tumeur abdominale. Dans la pleurésie diaphragmatique, on peut observer une paralysie diaphragmatique unilatérale; du côté paralysé, le ventre s'affaisse à chaque inspiration, en même temps qu'il est soulevé de l'autre côté. Ce fait indique que les deux moitiés du diaphragme peuvent être fonctionnellement indépendante l'une de l'autre.

d) **Modifications de l'ampliation thoracique.** — Elle est diminuée toutes les fois qu'il y a polypnée, la respiration accélérée étant, d'ordinaire, en même temps, faible et superficielle. L'abolition ou la diminution de l'ampliation thoracique d'un côté s'observent surtout dans les affections inflammatoires aiguës ou chroniques du poumon ou de la plèvre.

On peut, enfin, observer la dépression inspiratoire d'un ou de plusieurs espaces intercostaux ; elle est liée, d'ordinaire, à l'existence d'une symphyse pleurale totale ou localisée. Nous n'insisterons pas sur la dépression inspiratoire sus et sous-claviculaire, et sous-sternale qui accompagne le *tirage*.

II. — PALPATION

Le malade doit être assis sur son lit, les deux moitiés du thorax placées symétriquement, les bras en avant, lorsqu'on explore le dos, ramenés, au contraire, de chaque côté du tronc, lorsqu'on palpe la partie antérieure du thorax. En tous cas, les muscles du patient doivent être relâchés ; on doit lui recommander de respirer largement, mais sans effort.

a) **Palpation simple.** — La pulpe des doigts, promenée sur le thorax, permettra de reconnaître les *déformations osseuses*, de rechercher les *points douloureux* des névralgies phrénique ou intercostale, de reconnaître la crépitation fine et neigeuse de l'emphysème sous-cutané, celle, plus sèche, plus rude, et localisée en un point précis, de la fracture de côtes, de percevoir la fluctuation d'un abcès, les battements de l'empyème pulsatile. Une pression exercée avec la pulpe de l'index permettra d'apprécier l'état de tension des espaces intercostaux augmentée dans le pneumothorax, les pleurésies à grand épanchement, enfin, la main appliquée à plat sur le thorax pourra, dans certains cas, percevoir des ronchus ou des frottements pleuraux ; en cas d'hydropneumo-thorax, on sent un choc spécial, résultant de la collision produite entre l'air et le liquide épanchés dans la plèvre.

b) **Amplexion thoracique.** — L'amplexion consiste en l'application large des deux mains sur les deux moitiés du thorax, le pouce en arrière, le reste en avant ; ce mode d'exploration donne des notions plus précises que celles fournies par l'inspection, au sujet de l'ampliation à chaque inspiration.

c) **Vibrations vocales.** — La pulpe des doigts appliqués sur le thorax d'un sujet sain, qui prononce, à haute voix, des syllabes sonores (faire compter de 30 à 40), perçoit des vibrations d'intensité fort variable :

1° Suivant l'épaisseur de la paroi, elles sont plus fortes en avant, particulièrement faibles au niveau des fosses sous-épineuses ; elles sont peu nettes chez les sujets obèses ou fortement musclés ;

2° Suivant l'intensité de la voix ;

3° Suivant le timbre de la voix. Chez l'enfant et la femme qui ont une voix aiguë, les vibrations ne sont perceptibles qu'aux sommets ; chez l'homme, dont la voix est plus grave, elles sont surtout perceptibles aux bases ; il en résulte que, lorsqu'on explore les sommets, il faut recommander aux malades d'émettre des sons aigus, les sons graves seront préférables, pour l'exploration des bases ;

4° Normalement, les vibrations sont plus fortes au sommet droit qu'au sommet gauche ; on attribue généralement cette différence à la présence de la bronche supérieure droite.

« Pathologiquement, les vibrations vocales peuvent être accrues par *augmentation de la conductibilité du poumon* dans la *congestion pulmonaire*, dans la *pneumonie*, dans l'*induration tuberculeuse : par excès de résonnance intrabronchique* dans les *cavernes*, dans la *dilatation des bronches*, avec induration du tissu environnant.

« Elles peuvent être affaiblies par *raréfaction exagérée* du tissu du poumon dans l'*emphysème vésiculaire* accentué, par *interposition*, entre le poumon et la paroi thoracique, d'un *corps de densité différente*, dans la *pleurésie avec épanchement*, dans la *pleurésie sèche* avec *néo-membranes épaisses*, enfin, dans le *pneumothorax*.

« Elles peuvent être *abolies* en cas d'*affaissement complet du poumon* par un *épanchement pleural abondant*, ou par un *pneumothorax total*.

« Elles sont, de même, supprimées, quand le *calibre des bronches* est *obstrué*, soit par un *corps étranger des voies aériennes*, soit par une *concrétion fibrineuse* (bronchite pseudo-membraneuse, pneumonie massive) » (Barth).

III. — PERCUSSION

a) **Technique.** — On percute avec l'index ou le médius de la main droite, en interposant l'un des doigts de la main gauche, appliqué à plat sur le thorax. Il faut porter son attention sur deux points : bien appliquer le doigt percuté, sur le thorax, et percuter légèrement et régulièrement, de manière à bien faire vibrer le poumon, et à obtenir des résultats comparables entre eux.

Il est très important de bien appliquer sur le thorax le doigt de la main gauche, sur lequel on percute ; il doit faire corps avec la paroi, le moindre vide entre elle et lui peut fausser complètement les résultats. D'une manière générale, le doigt sera placé parallèlement aux espaces intercostaux, et appuyé assez fortement sur la paroi sur laquelle il doit se mouler aussi exactement que possible.

La main droite percute légèrement, par des mouvements souples et réguliers, exécutés par le poignet seul, le coude et la main demeurent absolument immobiles. On doit percuter avec l'index ou le médius, il est préférable de percuter avec un seul doigt, et non avec la pulpe de plusieurs doigts réunis. On percute sur le milieu de la deuxième phalange du doigt de la main gauche, qui est appliqué sur le thorax; il faut, après chaque coup, relever immédiatement la main droite de manière à ne point arrêter les vibrations que l'on vient de produire. La percussion doit être légère, sauf le cas où l'on désire faire vibrer toute l'épaisseur du poumon; on percute, alors, plus fortement.

Le malade sera, comme pour l'inspection et le palper, placé commodément, de manière que les deux moitiés du thorax soient bien symétriques, et les muscles en état de relâchement complet.

b) **Résultats de la percussion à l'état physiologique.** — Le son obtenu par la percussion des poumons chez un sujet sain n'est pas identique à lui-même, en tous les points : les vibrations sont plus fortes à la base qu'au sommet, où leur *tonalité* est, en général, plus élevée ; la tonalité est plus élevée au sommet, en arrière qu'en avant, en raison de l'épaisseur plus grande des parois, au niveau des fosses sus et sous-épineuses ; une simple contraction musculaire suffit pour y élever encore davantage le son, et produire une véritable *matité*. La sonorité est plus grande entre le rachis et le bord spinal des omoplates, pourvu, bien entendu, que les muscles soient dans un état de relâchement complet. La tonalité du son n'est pas la même chez l'enfant que chez l'adulte; elle est plus grave chez ce dernier; sur le même sujet, on observe des variations suivant que la bouche est ouverte (élévation du son), ou fermée (abaissement du son).

Il est important de connaître les limites normales de la sonorité pulmonaire. En arrière elle existe jusque dans la fosse sus-épineuse, remontant plus haut chez l'enfant et chez le vieillard que chez l'adulte. Les vibrations sont physiologiquement plus fortes et plus graves au sommet droit qui monte plus haut que le sommet gauche. La limite inférieure se trouve au niveau de la huitième côte, à droite; le poumon gauche descend un peu plus bas, la sonorité pulmonaire est remplacée, à droite, par la matité hépatique; à gauche, par celle de la rate, ou, parfois, par le son tympanique de l'estomac. En avant, la sonorité pulmonaire commence immédiatement au-dessous de la clavicule pour cesser en bas, au niveau du 4e ou 5e espace intercostal droit, sur la ligne mamelonnaire; plus bas, on a la matité hépatique; à gauche, la sonorité est fortement échancrée par la zone de matité cardiaque; plus en dehors, elle se continue avec la sonorité de l'espace de Traube.

La percussion permet enfin d'apprécier l'élasticité du thorax, dont les modifications sont presque aussi importantes que celles des vibrations.

c) **Altérations pathologiques**. — D'une manière générale, elles peuvent porter sur l'*intensité* du son fourni par la percussion, sur sa *tonalité*, enfin sur son *timbre*.

L'*intensité* du son varie parallèlement à l'amplitude des vibrations : elle dépend : 1° de la force de la percussion, d'où l'importance d'une percussion bien régulière ; 2° du volume du poumon sous-jacent ; les vibrations sont plus fortes à la base qu'au sommet, chez l'adulte que chez l'enfant ; 3° de l'élasticité des parois thoraciques et de la tension intra-thoracique (abolition des vibrations dans le pneumothorax avec forte tension).

La *tonalité* du son varie parallèlement à la rapidité des vibrations : en général, le son est d'autant plus aigu que les vibrations sont moins fortes ; sauf de rares exceptions, le son ne devient tympanique que s'il est intense.

Le *timbre*, généralement confus, ne devient musical que s'il existe une cavité pleine d'air, assez superficielle pour entrer en vibration sous l'influence de la percussion (caverne, dilatation bronchique, pneumothorax).

La sonorité normale du poumon peut être : 1° *exagérée;* 2° remplacée par de la *matité ;* 3° *transformée.*

1° **Exagération de la sonorité.** — On l'observe dans la congestion pulmonaire; le poumon, devenant plus rigide, entre plus facilement en vibration.

Le son *skodique* est caractérisé par l'augmentation de la sonorité normale, avec abaissement de sa tonalité; on le constate au sommet du poumon, lorsque la partie inférieure en est occupée par une pneumonie étendue, ou bien lorsqu'il existe, du même côté, un épanchement pleural assez abondant, qui refoule le poumon.

Le son *tympanique* est l'exagération du skodisme ; la sonorité, très augmentée, prend une tonalité grave; la poitrine résonne comme un tambour. Le son tympanique s'observe en cas d'emphysème pulmonaire, très prononcé, dans le pneumothorax, lorsque la tension pleurale n'est pas trop forte, enfin, au niveau des excavations pulmonaires vastes et superficielles.

2° **Matité.** — La matité consiste en une *diminution notable de la sonorité pulmonaire, avec augmentation de la résistance au doigt.* Elle s'observe, toutes les fois que le poumon est induré (pneumonie au stade d'hépatisation, infiltration tuberculeuse, tumeur du poumon), lorsqu'il existe dans la plèvre un épanchement liquide assez abondant, enfin lorsque la plèvre ou les parois du thorax sont très augmentées d'épaisseur.

3° **Transformations du son.** — Le *retentissement métallique*, ou *son amphorique*, s'observe toutes les fois que le poumon renferme une excavation superficielle et mesurant plus de 6 centimètres de diamètre; la percussion à son niveau donne une sonorité semblable à celle que produiraient les vibrations d'un vase, d'une cloche de verre.

Le *bruit de pot fêlé* de Laënnec est un bruit semblable à celui que produirait la percussion du vase d'argile fêlé. On l'observe en cas de caverne vaste communiquant avec les bronches par un orifice étroit; il faut, pour l'obtenir, percuter en recommandant au malade d'ouvrir la bouche. Ce bruit serait dû à l'expulsion brusque d'une petite quantité d'air par l'orifice de l'excavation à chaque coup frappé sur la poitrine. On ne peut l'obtenir que deux ou trois fois, puis il disparaît, dès que la quantité d'air contenue dans l'excavation a notablement diminué, pour reparaître après que le malade a fait une forte respiration.

Wintrich a signalé, en outre, en cas de vaste caverne, l'élévation du son, lorsque la bouche est ouverte et son abaissement, lorsqu'elle est fermée. Gerhardt a remarqué que, dans le même cas, le son s'élève lorsque le malade s'assied et s'abaisse lorsque le malade est couché.

IV. — AUSCULTATION

a) **Technique.** — L'auscultation se fait directement avec l'oreille largement appliquée sur la poitrine, en interposant seulement un linge souple de coton ou de toile. Faire enlever au malade tout linge empesé, les bretelles, le corset, et, en général, tous les vêtements dont l'épaisseur ou les froissements pourraient gêner l'auscultation. Exceptionnellement, le *stéthoscope* peut rendre des services; par exemple chez les jeunes enfants, il permet souvent de percevoir et de localiser des foyers de broncho-pneumonie, que l'oreille seule aurait laissé échapper; en effet, il est parfois difficile de bien appliquer son oreille sur le sommet du thorax d'un tout jeune enfant; les bruits de tout un lobe du poumon arrivent simultanément à l'oreille à cause du petit volume de l'organe et sont par cela même confus; enfin, l'enfant remue et crie, ce qui vient encore augmenter les difficultés. Le stéthoscope, au contraire, s'applique plus exactement et ne transmet à l'oreille que les bruits venus d'une petite portion du poumon.

Le malade doit être assis, le corps penché en avant, la tête inclinée sur la poitrine et les bras allongés devant lui, si l'on ausculte le dos; il sera couché, les bras placés le long du corps, si l'on ausculte la partie antérieure des poumons. Il est ici d'une importance capitale que les deux moitiés du thorax soient dans une position parfaitement symétrique et que le relâchement musculaire soit complet. En négligeant ces précautions, on s'exposerait à de graves erreurs d'interprétation. Chez les sujets nerveux, la contraction involontaire des muscles produit un *murmure rotatoire*, comparable au roulement lointain d'une voiture; ce bruit est fort gênant pour l'auscultation.

Il faut recommander au malade de respirer largement, la bouche ouverte, sans faire d'effort; cela est parfois assez difficile à obtenir de certains malades, qui dénaturent involontairement leur façon habituelle de respirer.

Il faut ausculter symétriquement les parties correspondantes des deux poumons; par exemple, on auscultera successivement les deux fosses sus-épineuses, puis les fosses sous-épineuses, enfin les bases. Il faut ausculter plusieurs respirations, puis on porte rapidement l'oreille au point de l'autre poumon qui correspond à celui que l'on vient d'ausculter, de manière que les sensations perçues, se superposant pour ainsi dire, soient plus aisément comparables entre elles.

Après avoir ainsi ausculté la respiration, il ne faut pas oublier d'ausculter la voix et la toux. On fera prononcer par le malade, à haute voix, des syllabes sonores, comme s'il s'agissait de rechercher les vibrations par le palper, pendant que l'oreille, appliquée sur la poitrine, percevra la transmission à travers le poumon du bruit laryngé, puis on fera tousser le malade une ou plusieurs fois, dans les mêmes conditions.

b) **Résultats de l'auscultation à l'état physiologique.** — L'oreille, appliquée sur le thorax d'un sujet sain respirant moyennement, perçoit un bruit doux et moelleux, comparable à celui que produit la respiration d'un homme endormi. Ce bruit se compose de deux temps : l'inspiration et l'expiration. Normalement, le bruit inspiratoire est d'égale intensité pendant toute la durée de l'ampliation thoracique, tandis que le bruit expiratoire va en s'affaiblissant, et cesse bientôt d'être perçu, si bien qu'à l'auscultation l'expiration paraît plus brève que l'inspiration, alors qu'en réalité les deux temps ont une durée à peu près égale. A chaque expiration succède un court silence.

Normalement, l'intensité du murmure vésiculaire dépend de deux conditions : l'amplitude des mouvements respiratoires, et la minceur des parois thoraciques. Chez l'enfant, il prend un timbre spécial, qu'on appelle la *respiration puérile*.

Le murmure vésiculaire n'est pas identique à lui-même chez le même sujet, dans tous les points du poumon ; plus fort et plus doux aux bases, il est plus rude vers le hile où l'expiration est légèrement soufflante (respiration bronchique) : il est normalement plus fort et plus rude au sommet droit qu'au sommet gauche, ce qu'on attribue ordinairement à la présence de la bronche supérieure droite.

Le murmure vésiculaire est probablement un phénomène complexe, résultant de la transmission du bruit laryngé, renforcé par les bruits qui se produisent à chaque bifurcation bronchique, et à l'orifice des infundibula.

c) **Altérations pathologiques.** — 1º **Altérations d'intensité.** — *L'exagération du murmure vésiculaire*, ou *respiration forte*, ne doit pas être considérée comme un phénomène pathologique, au sens propre du mot ; elle indique seulement que les voies aériennes sont parcourues par un courant d'air plus large et plus rapide (effort, course, respiration supplémentaire constatée au niveau des parties saines des poumons, en cas de pneumonie ou de pleurésie étendues).

Au contraire, *l'affaiblissement du murmure vésiculaire* est l'indice d'un état pathologique ; ce signe a une valeur séméiologique variable suivant les conditions où on l'observe. Ses principales causes sont les suivantes :

Ampleur moindre de la respiration. — Immobilité de tout un côté du thorax, en cas de point de côté, gêne respiratoire par emphysème pulmonaire, par pneumothorax.

Obstacle à la transmission des bruits pulmonaires. — Lorsque la plèvre est épaissie par l'inflammation chronique, et que le poumon se trouve entouré d'une épaisse coque de fausses membranes, ou bien en cas d'épanchement pleural peu abondant.

Perméabilité moindre des bronches ou des poumons. — L'oblitération d'une grosse bronche par un corps étranger, ou des fausses membranes, entraîne l'affaiblissement ou l'abolition du murmure vésiculaire dans toute la portion correspondante du poumon. L'affaiblissement du murmure vésiculaire est le seul signe appartenant, en propre, à la *congestion pulmonaire;* localisé à un sommet, il est l'indice d'une congestion, qui, si elle est fixe, est presque toujours liée à la tuberculose.

Disparition complète du murmure vésiculaire. — Elle est due aux causes qui produisent son affaiblissement ; il n'y a qu'une question de degré (épanchement pleural très abondant, obstruction complète d'une grosse bronche, pneumonie massive, etc.).

2° **Altérations de rythme.** — La *respiration saccadée* est caractérisée par ce fait que les mouvements respiratoires, surtout l'inspiration, se font en plusieurs temps ; lorsqu'elle n'est pas due à la façon dont respire le sujet (sujets nerveux) ou bien à des palpitations de cœur transmises à la partie voisine du poumon, elle est un signe d'induration pulmonaire ou de symphyse pleurale, et crée une présomption en faveur de la tuberculose, lorsqu'elle est localisée à un sommet.

L'*expiration prolongée* est due à un renforcement du bruit produit par l'expiration, qui est perçue pendant toute sa durée réelle, et non pendant sa première moitié ou son premier tiers, comme à l'état normal. L'expiration peut, alors, sembler aussi longue, et même plus longue que l'inspiration. Généralisé aux deux poumons, ce phénomène est un des meilleurs signes de l'*emphysème pulmonaire*, et indique la gêne qu'apporte à l'expiration la perte d'élasticité du parenchyme pulmonaire. Localisée à un sommet, l'expiration prolongée est l'un des meilleurs signes de l'induration tuberculeuse.

3° **Altérations de caractère.** — La *respiration rude* est caractérisée par le timbre rude, rapeux, que prennent les deux temps de la respiration ou l'un des deux, particulièrement l'inspiration. Elle indique l'induration des parois bronchiques ou du parenchyme pulmonaire. L'inspiration rude et grave, localisée à un sommet, est un des meilleurs signes de la tuberculose pulmonaire chronique, à sa première période.

Le *souffle bronchique ou tubaire* est un bruit soufflant, pareil à celui que l'on produirait en soufflant dans un tube large, ouvert aux deux bouts ; il se produit dans les bronches ; normalement, il n'arrive pas à l'oreille, sauf au niveau du hile du poumon, où la respiration prend un timbre bronchique (expiration rude et soufflante). Pathologiquement, les bruits bronchiques remplacent le murmure vésiculaire, toutes les fois que le tissu pulmonaire est transformé en un bloc assez imperméable pour ne plus donner naissance au murmure vésiculaire, et assez bon conducteur du son pour transmettre à l'oreille les bruits bronchiques. Le type du souffle tubaire se trouve dans la *pneumonie franche aiguë à sa période d'hépatisation rouge.* Il est nécessaire, pour que le souffle se produise, que les bronches soient encore perméables.

Le *souffle caverneux* est semblable au bruit que l'on produit en soufflant dans ses deux mains disposées en cavité. Il existe toutes les fois que se forme dans le poumon une cavité communiquant avec les bronches, assez vaste et assez superficielle. Généralement plus rude et plus grave que les souffles bronchique et tubaire, il se produit aux deux temps de la respiration. On le trouve dans la *dilatation des bronches*, et les cavernes pulmonaires.

Le *souffle amphorique* est semblable à celui que l'on produit en soufflant dans une carafe à goulot étroit et à parois résonnantes; il ne diffère du souffle caverneux que par son timbre métallique. Il est l'indice d'une *vaste excavation ou d'un pneumothorax.*

4° **Bruits anormaux.**—*a*) Bruits anormaux d'origine pleurale. — Le *frottement pleural* se produit lorsque les deux feuillets de la plèvre, dépolis par l'inflammation, présentent des aspérités qui frottent les unes contre les autres à chaque mouvement respiratoire. Il appartient donc à la pleurésie aiguë et s'observe : 1° avant l'épanchement (frottement du début) ; 2° lorsque, l'épanchement ayant disparu, les deux feuillets de la plèvre reviennent au contact l'un de l'autre (frottement de retour). Perçu surtout à l'inspiration, ce bruit est d'intensité et de timbre fort variables; tantôt il est doux, comparable au froissement d'un papier de soie ; d'autres fois il est rude et intense (bruit de cuir neuf de Laënnec). Dans ce dernier cas, il est, d'ordinaire, perceptible au palper.

b) Bruits anormaux formés dans l'arbre aérien (râles). — Ce sont des bruits dus soit à un rétrécissement du calibre des bronches (râles secs), soit au déplacement de mucosités dans leur *intérieur*.

Râles secs. — Les *râles secs* sont :

Le *râle sibilant*, comparable au sifflement que produit le vent à travers les jointures d'une porte ; il se produit dans les petites bronches ;

Le *râle ronflant*, qui ressemble au ronflement d'un feu de bois, ou, encore, à la vibration d'une corde de basse ; il se produit dans les grosses bronches.

Ces râles s'observent : 1° dans la *bronchite*, où ils sont dus aux aspérités que présente la muqueuse bronchique enflammée, principalement au niveau des éperons qui occupent les points de division des bronches ; ou bien à la présence, dans les bronches, de mucosités adhérentes à la paroi ; 2° dans l'*asthme*, où on les attribue à la contracture des muscles de Reissessen.

Râles humides. — Ils sont dus au bruit que produit, à chaque mouvement respiratoire, le courant d'air bronchique, en déplaçant des mucosités contenues dans l'arbre aérien. On en distingue les variétés suivantes :

Râle crépitant. — Comparé par Laënnec au crépitement du sel jeté sur le feu, il ressemble encore au bruit que produit le froissement, entre les doigts, d'une mèche de cheveux. On ne l'entend qu'à la fin de l'inspiration, il éclate par bouffées, sous l'oreille pour ainsi dire, et disparaît souvent, après quelques fortes inspirations. Lorsqu'il existe, le râle crépitant est toujours seul ; jamais on n'observe, en même temps, d'autres râles humides. Il est dû au déplissement brusque des alvéoles pulmonaires accolées par un exsudat visqueux, et s'observe dans la *congestion œdémateuse du poumon*, particulièrement celle qui caractérise la première période de la pneumonie aiguë, séro-fibrineuse.

Râle sous-crépitant. — Comparé au bruit que produit l'éclatement de bulles déterminées par le passage d'un courant d'air dans l'eau, il existe toutes les fois que les bronches contiennent des mucosités que déplace le courant d'air respiratoire (*bronchite à sa période de coction, tuberculose pulmonaire chronique au stade de ramollissement*). On l'entend, en général, aux deux temps de la respiration ; ses caractères sont des plus variables, suivant le diamètre des bronches où il prend naissance, et le volume des bulles qui le composent.

Les *craquements* qu'on entend au cours de la tuberculose pulmonaire, au début du ramollissement, sont des râles sous-crépitants fins, à bulles inégales ; ils sont peu nombreux, non modifiés par la toux, contrairement aux râles sous-crépitants ordinaires. D'abord *secs*, ils deviennent ensuite plus *humides*, puis, font place aux râles sous-crépitants ordinaires, qui caractérisent le ramollissement déjà avancé.

Râle caverneux. — Comparé par Laënnec au bruit que produit une « seringue qui crache », il est dû à la production de râles sous-crépitants retentissants dans une caverne, ce qui lui donne un timbre « caverneux » et une sonorité toute spéciale.

5° Auscultation de la voix et de la toux. — *a*) Auscultation de la voix. — Lorsqu'on ausculte la poitrine d'un sujet sain, qui parle à haute voix, on entend un retentissement confus, perçu dans toute la poitrine, mais surtout à la racine des bronches, du côté droit. Il est d'autant plus intense que l'appareil respiratoire est plus ample, la voix plus forte et plus grave, les parois thoraciques plus minces.

Pathologiquement, le *retentissement exagéré de*

la voix s'observe lorsque le parenchyme pulmonaire induré transmet mieux à l'oreille les vibrations de l'air contenu dans les bronches; on l'observe, notamment, au cours de la tuberculose pulmonaire chronique à sa première période.

La *bronchophonie* s'observe dans les mêmes conditions que le souffle bronchique ou tubaire et résulte d'une meilleure transmission à l'oreille des bruits bronchiques lorsque le poumon est transformé en un bloc compacte. Le retentissement de la voix est exagéré, particulièrement éclatant, de tonalité en général plus élevée qu'à l'état normal.

L'*égophonie*, ou *voix chevrotante*, s'observe en un point limité, généralement vers l'angle inférieur de l'omoplate, en cas de pleurésie séro-fibrineuse, avec un épanchement de moyenne abondance. Elle est caractérisée par un timbre spécial que prend le retentissement de la voix; il est comparable au bêlement d'une chèvre, au timbre que prend la voix lorsqu'on parle avec un jeton d'ivoire entre les dents (voix de jeton), ou enfin au timbre nasillard d'une *voix de polichinelle*.

La *voix caverneuse* s'observe dans les cas où on entend le souffle caverneux; le retentissement de la voix dans une vaste caverne lui donne une intensité et un timbre particuliers; il semble, dit Laënnec, que le malade parle directement dans l'oreille de l'auscultateur.

La *voix amphorique* est un bruit semblable à celui que l'en produit en parlant à l'entrée d'une grande cruche vide. Elle s'observe en même temps que le souffle amphorique et reconnaît la même origine.

La *pectoriloquie aphone* est la propagation anormale de la voix *basse* ou *chuchotée*. Normalement, lorsqu'on ausculte la poitrine d'un sujet parlant à voix basse, on n'entend qu'un murmure indistinct et confus; la pectoriloquie aphone est la transmission nette du bruit laryngé qui semble se produire dans le poumon, sous l'oreille. Ce phénomène se produit dans les pleurésies, s'accompagnant d'une congestion œdémateuse du poumon; il est nécessaire que le poumon plonge d'une certaine quantité dans le liquide, et le fasse remonter en mince lame, entre lui et la paroi (*signe de Baccelli*).

b) Auscultation de la toux. — Elle est *exagérée* ou *éteinte*, comme la voix, et prend, en même temps que celle-ci, le timbre *amphorique* ou *caverneux*.

6° **Bruits complexes.** — Tintement métallique. — C'est un bruit à timbre métallique que l'on observe au niveau des vastes excavations de forme très régulière ou d'un pneumothorax de moyenne étendue, avec épanchement liquide, médiocre, toutes les fois que le malade tousse ou parle, ou, simplement, à chaque inspiration. Dans le premier cas, il représente le retentissement de la voix ou de la toux, et doit son timbre spécial aux vastes dimensions de la caverne et à la régularité de ses parois. Dans le second cas, il est dû soit au retentissement d'un bruit de soupape, qui se produit à l'entrée de la fistule qui fait communiquer la caverne ou le pneumothorax avec les bronches, soit au retentissement de râles humides produits dans le voisinage immédiat de l'excavation. Exceptionnellement, il est dû au passage de bulles d'air à travers le liquide, qui remplit, en partie, l'excavation où la fistule vient s'ouvrir au-dessous du niveau de ce liquide.

Succussion hippocratique. — On l'observe en cas d'hydropneumothorax avec épanchement liquide peu abondant. Lorsqu'on secoue par les épaules le malade assis sur son lit, l'oreille appliquée sur le thorax perçoit un bruit de glouglou spécial, produit par la collision du gaz et du liquide. Ce bruit est d'ordinaire localisé ; le niveau où il cesse de se faire entendre aide à déterminer les dimensions plus ou moins vastes de la cavité morbide.

V. — METHODES ACCESSOIRES D'EXPLORATION PHYSIQUE

a) **Spirométrie.** — C'est la mensuration de la *capacité respiratoire*, c'est-à-dire de la quantité maxima d'air mise en mouvement à chaque respiration. On admet généralement que l'individu sain et adulte déplace en moyenne un demi-litre d'air à chaque respiration ; quant à la quantité maxima d'air qui peut être rejetée à chaque respiration, elle varie suivant l'amplitude du thorax, l'état des muscles respirateurs et celui des poumons. Hutchinson donne comme moyenne le chiffre de 3 litres 1/2 pour l'adulte sain, bien constitué. Mais ce chiffre varie suivant la taille ; il s'abaisse à 3 litres pour les sujets de petite taille (1 m. 50 environ), et peut dépasser 4 litres pour les sujets de stature élevée (1 m. 80 et au-dessus) ; la capacité respiratoire est moins considérable chez la femme que chez l'homme ; elle diminue à partir de 40 ans.

D'une manière générale, on admet que l'abaissement de la capacité respiratoire au-dessous de 2 litres et demi chez l'adulte et en dehors de toute affection aiguë est un signe pathologique indiquant le fonctionnement défectueux des poumons ; on l'observe en particulier dans la *tuberculose pulmonaire chronique*, même à une période peu avancée de la maladie ; la spirométrie peut donc être utile pour le diagnostic précoce de la tuberculose pulmonaire chronique.

On appelle *spiromètre* l'appareil qui permet de mesurer la quantité d'air chassée des poumons à chaque expiration. Il se compose d'un gazomètre formé d'une cloche en verre ou en métal plongeant dans un récipient plein d'eau ; le sujet en expérience fait une forte inspiration et souffle dans un tube qui amène l'air expiré sous la gazomètre ; une graduation permet de connaître la quantité d'air ainsi expirée. Il faut recommander au sujet de souffler lentement, sans perdre d'air par les narines, de bien appliquer l'embouchure du tube sur ses lèvres et d'aller jusqu'au bout de son souffle, de manière à obtenir une expiration aussi complète que possible.

b) **Pneumométrie.** — Cette méthode a pour but d'évaluer la pression de l'air inspiré et expiré. On fait faire au sujet une inspiration (en évitant tout mouvement de succion des joues), puis une expiration, dans un tube communiquant avec un manomètre à mercure. L'énergie inspiratoire serait, pour Eichhorst, de 44 mm. de mercure chez l'homme, et de 25 chez la femme ; l'énergie expiratoire atteindrait 60 mm. chez l'homme et 36 chez la femme.

Pathologiquement, l'énergie inspiratoire diminue de bonne heure dans la phtisie pulmonaire ; l'énergie expiratoire diminue en cas d'emphysème pulmonaire, et peut devenir inférieure à l'énergie inspiratoire qui reste normale.

c) **Stéthographie.** — C'est l'étude à l'aide d'appareils enregistreurs (stéthographe) des mouvements thoraciques pendant la respiration. L'étendue de l'ampliation thoracique est diminuée dans les pleurésies avec épanchement, lorsque l'épanchement est considérable ; elle peut être diminuée de moitié comparativement au côté sain. Il en est de même en cas d'adhérences pleurales étendues.

d) **Percussion auscultée** ou *étude de la*

transsonnance thoracique. — Cette méthode consiste à ausculter pendant que l'on percute la partie du thorax, opposée à celle sur laquelle l'oreille est appliquée; elle donne des résultats plus nets que ceux fournis par la percussion : les moindres nuances sont perçues aisément : la tonalité du son transmis s'élève et devient plus sèche dans bien des cas où il est difficile de percevoir une légère submatité, par la percussion ordinaire. Mais il faut avoir la précaution de percuter et d'ausculter comparativement des points symétriques du thorax ; il est préférable de percuter légèrement, à petits coups bien réguliers, sur la ligne médiane (sternum ou colonne vertébrale), pendant que l'oreille, appliquée, successivement, en des points symétriques des deux poumons, compare le son transmis par transsonance.

e) **Radiographie, radioscopie.** — L'étude des poumons par les rayons Roentgen donne des renseignements précieux ; dans bien des cas : l'opacité pourra montrer l'existence et la topographie d'une lésion, parfois difficile à diagnostiquer par les moyens ordinaires. Dans la tuberculose pulmonaire chronique, on constate, en outre, que l'amplitude des mouvements respiratoires est considérablement diminuée dès le début de la maladie.

f) **Ponction exploratrice.** — Elle se fait à l'aide d'une seringue à injections hypodermiques, dont on enfonce l'aiguille, perpendiculairement à la paroi, à mi-hauteur d'un espace intercostal. A moins d'indications spéciales, il faut ponctionner un peu en dehors de la ligne passant par l'angle inférieur de l'omoplate; éviter, autant que possible, de ponctionner au niveau de la partie toute postérieure des espaces intercostaux, qui est traversée par les vaisseaux et nerfs intercostaux.

DEUXIÈME PARTIE

MALADIES DES BRONCHES ET DES POUMONS

I. — MALADIES DES BRONCHES

CHAPITRE PREMIER

BRONCHITES

I. — BRONCHITES AIGUES

Pathogénie. Anatomie pathologique. — La *cause déterminante* est une infection venue du dehors, avec l'air inspiré. C'est dire que les agents pathogènes sont nombreux : pyogènes vulgaires, B. de Pfeiffer, tétragène, etc. La *cause occasionnelle* qui agit le plus souvent, c'est le *froid;* son importance est telle qu'on décrivait autrefois une bronchite *a frigore.* Il semble qu'un refroidissement général, dû, par exemple, à l'insuffisance des vêtements, à une chute dans l'eau, etc., ait une action provocatrice plus marquée que l'inhalation d'air trop froid. Quelquefois, la cause occasionnelle agit plus nettement encore, lorsque la bronchite succède à l'inhalation de gaz toxiques, ou à l'introduction de corps étrangers dans les voies aériennes.

Enfin, toutes les maladies infectieuses prédisposent aux bronchites en débilitant l'organisme, particulièrement celles qui agissent par elles-mêmes sur l'appareil respiratoire (diphtérie, coqueluche, rougeole, variole, fièvre typhoïde, grippe, tuberculose).

La fréquence plus grande des bronchites, chez l'enfant et chez le vieillard, serait due à la stagnation des produits morbides, chez l'enfant qui ne sait pas cracher, et chez le vieillard, dont la sensibilité et l'énergie sont diminuées (Claisse).

A l'autopsie, les bronches contiennent du mucopus, en quantité variable; dans la bronchite capillaire, il obstrue, soit la totalité des petites bronches (bronchite capillaire diffuse, amenant la mort par asphyxie mécanique), soit, le plus souvent, une partie, seulement, des bronchioles. En ce cas, l'obstruction obéit, souvent, aux lois de la pesanteur, plus marquée aux bases qu'aux parties antéro-supérieures des poumons.

Les lésions des parois sont ordinairement minimes. On constate une congestion plus ou moins intense avec accumulation de leucocytes dans le tissu conjonctif surtout autour des culs-de-sac glandulaires. Les cellules caliciformes apparaissent particulièrement nombreuses et bien développées ; dans la variété *érosive*, les cellules cylindriques tombent par places. Il est rare qu'on observe la chute complète de l'épithélium, avec formation de petits abcès dans le tissu conjonctif sous-jacent. Lorsque l'inflammation atteint l'appareil fibro-musculaire des grosses bronches, la bronchite aiguë pourra être le point de départ d'une dilatation ou d'un rétrécissement des bronches. En cas d'obstruction bronchique, la partie du poumon qui se trouve ainsi privée d'air tend à revenir à l'état fœtal (disparition de la cavité alvéolaire, tuméfaction des cellules de l'épithélium alvéolaire) ; c'est l'*atélectasie pulmonaire.*

Formes cliniques. — *a*) TRACHÉO-BRONCHITE. — Le plus souvent, la bronchite reste localisée aux grosses bronches et à la trachée ; c'est ce qu'on observe communément au cours de la bronchite grippale *a frigore*. La maladie débute par un coryza intense avec céphalée, fièvre légère et embarras gastrique, ordinairement peu marqué. Au bout de quelques jours apparaissent des signes de pharyngite aiguë (douleur, dysphagie, rougeur de la gorge), puis le malade est enroué, et se met à tousser et à cracher. Tout d'abord, les crachats sont blancs; l'auscultation décèle seulement de gros râles ronflants et sibilants, surtout au niveau du hile (période de crudité) ; puis, au bout de quelques jours, la toux cesse d'être sèche et quinteuse ; elle devient grasse et s'accompagne d'une expectoration mucopurulente parfois très abondante ; dans la forme *catarrhale*, qui survient surtout chez les gens déjà atteints d'une bronchite chronique, le malade a, tous les jours, deux ou trois pseudo-vomiques. L'apparition de l'expectoration muco-purulente indique le passage de la maladie à la *période de coction ;* à l'auscultation, on entend des râles sous-crépitants plus ou moins abondants et à bulles ordinairement assez grosses ; souvent ces râles existent aux deux bases, en même temps que persistent, au niveau du hile, des râles sibilants et ronflants.

Le *pronostic* de la trachéo-bronchite est, en général, bénin ; la maladie dure quelques jours (forme prolongée), puis guérit ; mais parfois, surtout chez les débilités, les diabétiques, les tuberculeux, ou bien au cours d'épidémie de grippe particulièrement maligne (épidémie de 1889), l'inflammation se propage aux petites bronches, ce qui aggrave singulièrement le pronostic.

b) Bronchite capillaire. — Le signe pathognomonique de l'envahissement des petites bronches, c'est l'apparition de râles sous-crépitants fins, apparaissant par bouffées, aux deux temps de la respiration ; *il n'existe ni matité ni souffle*, ce qui différencie cliniquement la bronchite capillaire de la broncho-pneumonie.

Les *signes fonctionnels* indiquent la gêne mécanique apportée à la respiration par l'abondance de l'exsudat bronchique, et l'intoxication générale due à la résorption des produits toxiques, au niveau des fines ramifications bronchiques. Cette résorption se fait avec la plus grande facilité, au niveau des bronches capillaires, tandis qu'elle est à peu près nulle, tant que l'inflammation demeure localisée à la trachée et aux grosses bronches (Claisse).

1° La *dyspnée* est parfois telle que la bronchite prend le nom de *catarrhe suffocant :* cette forme s'observe surtout chez l'enfant ; elle est fréquente dans les bronchites qui viennent compliquer la rougeole. L'enfant est pâle, souvent cyanosé, les ailes du nez animées de battements rapides ; il est assis sur son lit, mettant en jeu tous les muscles respirateurs ; cependant, la respiration est courte, superficielle, très accélérée ; si cet état dure plusieurs jours, l'enfant s'épuise ; le pouls, très accéléré, devient petit, mou et dépressible, inégal, puis intermittent ; la respiration devient irrégulière, ces signes annoncent une fin rapide ; la mort est causée par l'asphyxie et le collapsus cardiaque.

2° Les *phénomènes d'intoxication* s'observent surtout chez les débilités (vieillards, convalescents de rougeole, de coqueluche, etc.). La fièvre, qui, dans la trachéo-bronchite, demeurait modérée, ne dépassant guère 38°, monte à 39 ou 40° ; en même temps, l'état général s'altère ; le faciès est pâle, les traits tirés, les yeux cernés, la langue sèche, la peau terreuse ; le malade est abattu, parfois existe du délire ; l'intoxication est souvent assez intense pour amener la mort en quelques jours, par asphyxie et collapsus cardiaque. Chez l'enfant, on peut voir apparaître des symptômes qui peuvent en imposer pour une méningite ou une gastro-entérite.

Souvent, le *pronostic* s'aggrave encore, chez les vieillards et les débilités, par l'apparition des signes de l'*insuffisance cardiaque* et *rénale :* le cœur, fatigué mécaniquement à cause de la gêne que la bronchite apporte à la petite circulation, ne reçoit plus qu'un sang chargé de toxines ; ses battements deviennent moins énergiques, parfois le cœur droit se laisse dilater ; la tension artérielle s'abaisse de plusieurs centimètres de mercure, comme on peut le constater à l'aide du sphygmomanomètre de M. Potain ; le pouls est petit, dépressible, irrégulier. L'*insuffisance rénale* s'observe lorsque le rein, déjà malade antérieurement (brightiques, artérioscléreux, etc.), ne suffit plus à l'élimination des toxines du sang ; souvent, en outre, la tension rénale se trouve brusquement diminuée, par le fait de l'insuffisance cardio-artérielle ; enfin, le rein peut être directement touché par les toxines, c'est ainsi qu'on voit parfois survenir, au cours des bronchites, une albuminurie plus ou moins abondante, dont l'apparition doit être considérée comme de très mauvais augure surtout lorsque la densité des urines s'abaisse et devient inférieure à 1 o/o. Souvent, chez les vieillards, des signes d'insuffisance cardio-rénale apparaissent presque d'emblée, au cours de bronchites en apparence insignifiantes ; la fièvre demeure souvent modérée ou même la température est inférieure à la normale ; rapidement, le malade tombe dans un état de prostration extrême, et succombe, présentant les signes de l'*urémie*. En cas de guérison, on peut observer de l'arythmie persistante du pouls, ou bien les signes d'une néphrite chronique. Signalons en passant la possibilité d'éruptions cutanées polymorphes, au cours des bronchites déterminant une intoxication intense.

Chez les *tuberculeux*, la bronchite capillaire tend à se localiser autour des foyers tuberculeux ; trop souvent, on voit alors une bronchite, simple en apparence, finir par une granulie ou une broncho-pneumonie tuberculeuse ou, tout au moins, réveiller la tuberculose et lui imprimer une marche rapide.

Enfin, la bronchite capillaire n'est souvent que la transition entre la bronchite simple et la broncho-pneumonie.

Traitement. — Il doit remplir deux indications : 1° combattre l'inflammation bronchique, ou tout au moins atténuer les symptômes ; surtout la toux et l'expectoration, et 2° combattre, lorsqu'elle existe, l'intoxication générale.

1° Traitement de la toux et de l'expectoration. — *Période de crudité.* — On peut employer avec avantage la *teinture d'aconit*, qui a surtout pour effet de modérer la toux quinteuse. On formule :

Teinture d'aconit....................	X	gouttes.
Eau de fleurs d'oranger.............	30	gr.
Eau distillée........................	200	—

Une cuillerée à bouche toutes les heures, ou toutes les deux heures.

Période de coction. — On doit s'attacher surtout à modérer l'expectoration. On pourra, pour cela, s'adresser, soit à la *créosote* (1 à 2 gr. par jour), soit au *gaïacol*, sous forme de carbonate de gaïacol (0 gr. 50 à 1 gr. par jour), ou, encore, au benzoate de soude, dont on peut donner de 1 gr. 50 à 10 gr. par jour, en potion.

Lorsque la dyspnée est intense, et que la bronchite prend les allures du catarrhe suffocant, on l'améliore souvent, d'une façon remarquable et rapide, par l'emploi des *vomitifs*, mais il ne faudra les ordonner que chez les sujets pas trop affaiblis; autrement, on risquerait d'altérer davantage encore l'état général.

Lorsqu'à la bronchite menace de s'ajouter de la congestion pulmonaire, on combattra cette dernière par l'application de *révulsifs* (ventouses ou cataplasmes sinapisés).

2. Il faut soutenir l'état général. — Surtout chez les vieillards et les sujets déjà antérieurement affaiblis, que la moindre bronchite peut venir achever. Il faut, en particulier, surveiller attentivement le cœur, et, dès l'apparition de signes, même légers, d'insuffisance cardiaque, donner de la digitale, ou de la caféine. De même, il faut tâcher d'obtenir une diurèse aussi abondante que possible, par l'emploi de boissons abondantes et des diurétiques (spartéine, théobromine, digitale *à petites doses*). Pour tonifier l'état général, on s'adressera de préférence à la potion de Todd, à l'acétate d'ammoniaque, aux sels de quinine, enfin, aux bains tièdes ou froids, en suivant les indications que nous développerons plus loin, à propos du traitement de la broncho-pneumonie.

II. — BRONCHITES CHRONIQUES

Etiologie et Anatomie pathologique. — Elles succèdent à une bronchite aiguë; souvent, la chronicité est due à l'inhalation habituelle de poussières irritantes, à la tuberculose, à la syphilis, à l'alcoolisme, etc. Les arthritiques, les herpétiques sont particulièrement prédisposés aux bronchites chroniques.

A l'autopsie, on trouve, le plus souvent, des dilatations irrégulières et plus ou moins volumineuses des bronches, avec des points rétrécis. D'ordinaire, la bronchite s'accompagne de lésions pulmonaires (emphysème, zones irrégulières de congestion chronique). Même lorsque les bronches paraissent saines à l'œil nu, on constate, au microscope, outre les diverses altérations épithéliales que nous avons signalées dans les bronchites aiguës, l'apparition d'un tissu de sclérose, en bandes irrégulières, dans le tissu conjonctif voisin, avec atrophie de la musculature bronchique. La *lithiase bronchique* est caractérisée par la production de concrétions dures, cartilagineuses, osseuses, ou simplement calcaires, dans le poumon ; ce sont de simples trouvailles d'autopsie ; quelquefois, il se forme dans l'arbre bronchique de véritables calculs, dont l'origine semble devoir être rapprochée de celle des autres lithiases (rôle prépondérant de l'infection). Ces calculs peuvent déterminer de véritables « coliques pulmonaires », qui se terminent par leur expulsion.

Certaines bronchites chroniques, tout à fait indépendantes de la diphtérie, s'accompagnent de la formation de fausses membranes, parfois très étendues, dont la présence peut apporter une gêne marquée à la respiration et à l'hématose ; ces fausses membranes sont, parfois, expulsées par paquets, au prix d'une « colique pulmonaire » analogue à celles de la lithiase.

Symptômes. — Généralement, les bronchites chroniques débutent par une série de bronchites aiguës, se succédant à intervalles plus ou moins rapprochés, puis la maladie demeure indéfiniment à sa période de coction; les malades continuent à expectorer des crachats muco-purulents; l'auscultation révèle l'existence aux deux bases, de râles humides plus ou moins nombreux; ces signes persistent des années, avec le plus souvent des périodes d'amélioration, survenant l'été, et des recrudescences à chaque hiver.

Souvent apparaissent, pour la moindre cause, des poussées aiguës fort graves chez les débilités, qui n'arrivent pas à se débarrasser de l'exsudat bronchique, et font aisément de l'infection bronchique.

Les bronchites chroniques peuvent, à la longue, se compliquer de phénomènes putrides, dont l'apparition caractérise la « *bronchite fétide* ». Au cours d'un catarrhe bronchique chronique, les sécrétions deviennent plus fluides, grisâtres, d'odeur fétide, comme dans la gangrène pulmonaire, on y trouve les différents microbes qui ont été signalés au cours de la gangrène. L'état général s'altère, le malade maigrit, la fièvre apparaît et prend les caractères de l'hecticité: le malade peut être emporté par une complication, broncho-pneumonie, pleurésie purulente, gangrène pulmonaire, infection généralisée avec abcès multiples. Cependant l'affection n'a pas la gravité de la gangrène pulmonaire : on lui a donné le nom de « gangrène curable du poumon ».

Pronostic. — Peu graves en elles-mêmes, les bronchites chroniques exposent à des bronchites aiguës, qui auront grande tendance à envahir les petites bronches et le poumon; de vieux bronchitiques sont fréquemment emportés par une grippe ou une bronchite aiguë, légères d'apparence. Les bronchites chroniques, plus encore que les bronchites aiguës, prédisposent à l'insuffisance cardiaque et rénale. Elles sont particulièrement graves chez les emphysémateux ou chez les sujets porteurs d'une déformation du thorax (rachitisme, mal de Pott) ; chez ces malades, la moindre bronchite vient gêner l'hématose et peut amener l'insuffisance cardiaque.

Les bronchites chroniques sont particulièrement graves chez les *diabétiques;* souvent, elles aboutissent à la tuberculose ou à l'adénopathie trachéo-bronchique.

Traitement. — On s'efforcera de tarir l'expectoration et de tonifier l'état général par les moyens que nous avons indiqués à propos des bronchites aiguës.

Enfin, souvent, on n'obtiendra d'amélioration qu'en modifiant la nutrition générale du sujet, par l'emploi de l'arsenic ou par des cures d'eaux thermales sulfureuses ou arsenicales.

CHAPITRE II

I. — DILATATION ET RÉTRÉCISSEMENT DES BRONCHES

I. — DILATATION BRONCHIQUE

Symptômes. — Elle apparaît le plus souvent au cours d'une *bronchite chronique*, parfois cependant on trouve les signes physiques de cette affection au cours d'une broncho-pneumonie subaiguë à marche traînante. En tous cas, le début est lent, insidieux; sa date ne saurait être précisée.

Symptômes fonctionnels. — Ce sont ceux d'une bronchite chronique à poussées subaiguës multiples : le malade tousse habituellement pendant des mois et des années. Sa voix est souvent faible; la respiration, libre au repos, est souvent haletante au moindre effort, le malade s'essouffle aisément. De temps en temps, il éprouve des douleurs thoraciques vagues, des points de côté, présente des névralgies intercostales; ces symptômes sont en rapport, comme on peut le constater par l'auscultation, avec une poussée de pleurite sèche. A une période plus avancée de la maladie, apparaissent de temps en temps des hémoptysies d'abondance et de fréquence variables.

Mais ce qui caractérise surtout la maladie, c'est l'*expectoration de pus fétide, par pseudo-vomiques;* son aspect est pathognomonique (Trousseau). Le matin, au réveil, souvent en s'asseyant ou en se tournant d'un côté sur l'autre, le malade est pris d'une toux quinteuse, parfois émétisante, et rend, par pseudo-vomique, de 200 à 300 gr. d'un liquide puriforme, qui, abandonné à lui-même dans un crachoir, se sépare en trois couches; à la surface est une spume épaisse, aérée, riche en matières grasses et en éléments épithéliaux; la couche moyenne est formée de mucus filant; au fond du vase s'accumule un dépôt abondant, opaque, contenant de nombreux déchets épithéliaux, des leucocytes plus ou moins dégénérés, des cristaux d'acides gras où l'examen bactériologique montre l'existence de microbes banals, et, en cas de fétidité, les microbes putrides de la gangrène pulmonaire. La *fétidité* horrible de l'haleine et des crachats, décrite par Trousseau comme un signe de dilatation bronchique, appartient, en réalité, à la gangrène permanente ou transitoire qui vient si souvent compliquer cette affection : tant que la dilatation n'est pas compliquée, l'haleine et les crachats ont simplement une odeur fade, légèrement aliacée, que l'on a comparée à celle du plâtre frais.

Signes physiques. — L'inspection demeure négative, sauf en cas d'adhérences pleurales anciennes et très étendues ; on observe alors, surtout chez l'enfant, des déformations thoraciques qui accompagnent une symphyse pleurale partielle.

Le *palper* est de même négatif ; cependant, au cas de dilatation volumineuse et superficielle, on note l'augmentation des vibrations, si l'excavation ne contient que de l'air, lorsqu'elle est pleine de liquide, elles sont abolies. Dans ce dernier cas, la *percussion* dénote une submatité localisée plus ou moins nette, qui pourra exister également quelquefois en cas de grande caverne pleine d'air et entourée d'une zone étendue de sclérose.

L'auscultation montre plus ou moins nettement les signes d'une caverne : souffle amphorique plus ou moins mélangé de gros râles à timbre cavitaire ou gargouillement : on note de la broncho-phonie, et un retentissement exagéré de la toux ; parfois on constate de la pectoriloquie aphone.

Evolution. — L'état général demeure très longtemps excellent; son intégrité contraste avec l'intensité de la toux et l'abondance de l'expectoration. M. Comby relate, cependant, un certain nombre d'observations où la dilatation bronchique, survenant chez des enfants, s'accompagnait à la longue de la déformation des doigts dits « doigts hippocratiques ».

Parfois la maladie se termine par guérison spontanée, après l'élimination complète des points malades; lorsque la dilatation est liée à l'existence de corps étrangers des voies aériennes, l'expulsion de ces derniers est suivie d'une amélioration notable, voire même de la disparition de tous les accidents. D'autres fois, l'oblitération se fait par sclérose ou par calcification.

Le plus souvent, le malade finit par succomber à l'infection bronchique ou à la gangrène des parois de l'excavation. De temps à autre, surviennent des petites poussées de bronchite avec augmentation de la toux et de l'expectoration, fièvre et légère altération de l'état général puis, le malade se cachectise lentement et succombe à une septicémie lente : la terminaison fatale peut être hâtée par une broncho-pneumonie ou une pneumonie.

La *gangrène* est annoncée par la fétidité de l'haleine et des crachats, qui est celle de la gangrène pulmonaire ; les crachats renferment des particules gangreneuses, contenant les mêmes microbes qu'on trouve en cas de gangrène pulmonaire. Rapidement, l'état général s'altère, la fièvre apparaît, le malade est emporté par consomption rapide.

Enfin, on peut observer l'ouverture, dans la plèvre, de la poche bronchique. Un pyopneumothorax partiel ou total en est la conséquence.

Diagnostic. — La dilatation bronchique est assez difficile à reconnaître ; les signes sont ceux d'une bronchite chronique ou d'une caverne pulmonaire avec longue conservation de l'état général. Ce qui en distingue surtout la bronchite chronique, dans les cas où les signes physiques ne sont pas suffisamment nets, c'est l'absence de pseudo-vomique matutinale ; l'expectoration, parfois aussi abondante que dans la dilatation bronchique, peut atteindre un litre par jour, mais elle se fait continuellement, à chaque moment de la journée.

La dilatation peut encore être confondue avec la *tuberculose pulmonaire* chronique, à sa période d'excavation. Le diagnostic se base sur les éléments suivants : 1° absence des signes fonctionnels de la tuberculose. La maladie dure depuis longtemps, sans altération de l'état général et sans hémoptysies ; 2° localisation des lésions, la tuberculose occupant surtout les sommets, la dilatation siégeant à la base des poumons ; 3° enfin, et surtout, les caractères de l'expectoration : les crachats nummulaires ne ressemblent pas au liquide puriforme de la dilatation, sauf lorsqu'il y a bronchite suppurée concommitante ; le principal caractère est l'absence de bacilles de Koch dans les crachats de la dilatation ; par contre, on peut y trouver des fibres élastiques, en cas de gangrène. Le diagnostic peut parfois demeurer longtemps hésitant, et ne se préciser que par l'évolution de la maladie.

Enfin, on pourrait être trompé par les pleurésies purulentes enkystées, évacuées dans les bronches par vomique ; le diagnostic peut être des plus délicats ; le principal élément est la marche antérieure de la maladie.

Pronostic. — La dilatation bronchique, fort grave dès qu'elle se complique d'infection bronchique, et surtout de gangrène, est compatible, tant qu'elle est seule, avec une longue survie ; cependant elle diminue le champ de l'hématose, et finit par fatiguer le cœur droit. C'est une maladie à peu près incurable, sauf de rares exceptions. Cependant, nous avons vu que, lorsqu'elle est liée à la présence de corps étrangers des bronches, l'expulsion de ces derniers est suivie d'une amélioration notable, ou même d'une guérison plus ou moins complète.

Anatomie pathologique. — A l'autopsie, on constate, presque toujours, des adhérences pleurales anciennes et étendues, occupant, de préférence, le lobe inférieur de l'un des poumons, au niveau du point où siège l'ectasie. Le poumon sous-jacent est, ordinairement, gros, globuleux, emphysémateux ; au niveau de la dilatation, il est sclérosé, blanc ou grisâtre et dur, d'aspect carnifié à la coupe. Nous verrons tout à l'heure quel rôle important on a attribué à ces lésions pleurales et pulmonaires dans la genèse de la maladie.

L'ectasie présente l'une des trois formes décrites par Laënnec ; elle est : *moniliforme*, *cylindrique* ou *ampullaire*. La variété *moniliforme* est la plus rare ; en ouvrant longitudinalement, à l'aide de ciseaux, les grosses bronches, à partir du hile, on observe, sur une ou plusieurs d'entre elles, une série de petites dilatations disposées irrégulièrement en chapelet. Dans la variété *cylindrique*, toutes les bronches d'un lobe, ou d'un poumon, surtout les bronchioles terminales, sont dilatées en masse ; à la coupe, le poumon apparaît transformé en une véritable éponge, dont les cavités sont pleines de pus. La variété la plus commune est la dilatation *ampullaire*, dans laquelle une ou plusieurs bronches de moyen calibre présentent des cavités de volume variable, grosses comme une noix, un œuf de pigeon, quelquefois une orange. L'ectasie peut occuper toute la circonférence de la bronche, ou bien être rejetée sur un de ses côtés.

Ses parois sont d'aspect variable, suivant les cas; dans les ectasies pas trop anciennes, la muqueuse bronchique persiste; cependant, elle peut être soulevée par des saillies irrégulières des tissus sous-jacents, ce qui lui donne un aspect strié. Dans les cas très anciens, la surface, granuleuse, végétante, présente de gros soulèvements, qui ont été comparés à ceux produits, au niveau de l'endocarde, par les colonnes charnues du cœur. Enfin, lorsque l'affection est tout à fait ancienne, on peut observer, sur ses parois, des plaques irrégulières de sclérose, plus ou moins calcifiées, ou bien des points gangrenés.

L'aspect des cavernes dues à la dilatation bronchique n'a donc rien de semblable avec celui des cavernes dues à une perte de substance du poumon (abcès, gangrène, gomme syphilitique) : les cavernes tuberculeuses y ressemblent parfois davantage, mais la bronche est nettement sectionnée à leur entrée; leurs parois présentent des anfractuosités, et des débris caséeux à moitié détachés. La cavité d'une pleurésie interlobaire, évacuée par vomique, a des parois régulières, et peut prêter à la confusion, mais en la sectionnant perpendiculairement à la direction de la scissure qu'elle occupe, on peut reconnaître ses véritables rapports avec cette dernière; au niveau de son orifice, on voit la section nette d'une bronche.

Histologiquement, les lésions varient suivant l'ancienneté de la dilatation et suivant que l'examen porte au niveau de l'orifice ou de l'équateur. Dans les cas récents, on constate seulement des lésions d'inflammation chronique, desquamation superficielle de l'épithélium, avec, dans le tissu conjonctif sous-jacent, leucocytose, congestion chronique et sclérose. Au niveau de l'équateur, les cartilages enflammés, tendent à l'atrophie, qui atteint également les fibres élastiques et musculaires; la paroi n'est plus formée que par un tissu de sclérose, confondu avec la sclérose pulmonaire sous-jacente.

Dans les cas anciens, la surface est couverte de bourgeons charnus, qui tendent à la cicatrisation et à la sclérose ; parfois, on observe la dégénérescence angiomateuse des vaisseaux sanguins ; elle produit quelquefois de terribles hémoptysies.

Pathogénie. — La dilatation bronchique s'observe à tout âge, passé 3 ans. On trouve bien à l'autopsie d'enfants nouveau-nés des dilatations bronchiques, lorsque des portions plus ou moins étendues du poumon ne se déplissent pas à la naissance, mais ce sont là de simples trouvailles d'autopsie. Ces cas, d'ailleurs rares, semblent devoir être rapportés à l'hérédo-syphilis.

Chez l'enfant, la dilatation des bronches s'observe au cours des bronchites qui viennent compliquer la rougeole, la coqueluche, etc..., ou bien elle est due à la présence de corps étrangers dans les bronches. Les corps étrangers s'arrêtent aux points d'où se détachent les ramifications bronchiques ; s'ils ne sont pas septiques, ils le deviennent rapidement et sont le point de départ d'une inflammation intense, qui aboutit à la destruction des parois bronchiques et à la dilatation.

La dilatation des bronches est surtout une maladie de l'âge adulte ; elle reconnaît les mêmes causes que chez l'enfant et s'observe chez les anciens bronchitiques. On croyait, jadis, à l'antagonisme de la dilatation bronchique et de la tuberculose pulmonaire. M. Grancher a montré que la dilatation peut s'observer au cours de la tuberculose pulmonaire chronique en évolution ulcéreuse ou fibreuse.

Etiologie. — Les causes déterminantes de la maladie peuvent être rangées en deux classes : 1° *causes mécaniques ;* 2° *causes inflammatoires.*

1° Causes mécaniques. — On s'accorde généralement à faire jouer un rôle important à la *toux* et aux *efforts.* Il est vrai que ces deux facteurs ne sont pas absolument indispensables ; en fixant des corps étrangers dans les voies aériennes d'animaux, M. Claisse a pu déterminer des dilatations bronchiques expérimentales sans que les animaux aient jamais toussé.

Laënnec pensait qu'une certaine quantité d'air pouvait être emprisonnée par des mucosités en un point de l'arbre bronchique ; la dilatation de cet air, produite par son échauffement, pourrait contribuer à produire l'ectasie bronchique. Il suffit de mentionner cette théorie.

Nous avons vu qu'on trouve, d'ordinaire, autour de la dilatation bronchique, des lésions scléreuses du poumon et des adhérences pleurales. Ces lésions peuvent contribuer à produire l'ectasie bronchique, mécaniquement, par le fait de la rétraction des tissus sclérosés. Barth attribuait le rôle prépondérant aux adhérences pleurales ; Corrigan, Rokitansky et Luys, à la sclérose péribronchique.

2° Causes inflammatoires. — Charcot croyait au rôle prépondérant de l'inflammation des bronches et des portions voisines du poumon. L'inflammation, localisée en un point d'une grosse bronche, produit dans sa paroi des altérations profondes, aboutissant à la destruction plus ou moins complète des cartilages, des muscles et des fibres élastiques. En même temps, l'inflammation s'étend aux tissus péribronchiques; les petites bronches du voisinage sont oblitérées par les sécrétions, ce qui produirait l'imperméabilité et l'affaissement des lobules pulmonaires qui en dépendent (Rilliet et Barthez). Ainsi, les parois bronchiques, affaiblies par l'inflammation et mal soutenues par les tissus voisins eux-mêmes altérés, se laisseront aisément distendre sous l'influence d'une cause mécanique quelconque, qui serait, par elle-même, insuffisante.

II. — RÉTRÉCISSEMENT TRACHÉO-BRONCHIQUE

Pathogénie. — Le rétrécissement de la trachée et des bronches est dû, soit à des *tumeurs* faisant saillie dans l'intérieur des voies aériennes (papillômes, fibrômes, sarcomes, cancer, etc...), soit, le plus souvent, à la *cicatrisation* d'ulcérations trachéo-bronchiques. Les plus importantes sont les ulcérations syphilitiques, plaques ulcéreuses de la période tertiaire, ou gommes ulcérées. Elles apparaissent, au plus tôt, dans la seconde année qui suit l'accident primitif, quelquefois, dix et vingt ans plus tard, et siègent, de préférence, à l'origine de la trachée, et à son point de bifurcation. La sténose est due à la formation d'une cicatrice fibreuse rétractile; quelquefois il se produit, à ce niveau, un diaphragme étroit, admettant, à peine, l'extrémité du petit doigt. Exceptionnellement, la sténose est due à la cicatrisation d'ulcérations tuberculeuses, ou bien consécutives à la fièvre typhoïde, à la variole, à la diphtérie. Dans ce dernier cas, l'altération primitive peut être due au traumatisme local produit par l'extrémité d'une canule trachéale.

L'*emphysème pulmonaire* est toujours observé, dans toutes les maladies qui ont apporté une gène notable à la respiration.

Symptômes et diagnostic. — La maladie ne se révèle que par l'obstacle qu'elle apporte à la respiration. La dyspnée est continue, nocturne et diurne; la respiration est lente, pénible; l'inspiration s'accompagne de *tirage*. D'ordinaire, l'existence de la sténose provoque, en outre, un bruit de *cornage*, c'est-à-dire un ronflement sonore, qui se distingue du ronflement produit par les vibrations du voile du palais, en ce qu'il ne cesse pas lorsque le malade respire par la bouche. Ce cornage ne s'accompagne pas des troubles vocaux que déterminent les affections laryngées.

L'auscultation du poumon montre l'existence d'un *emphysème pulmonaire* plus ou moins marqué. Lorsque la sténose est unilatérale, le contraste est frappant entre le côté sain, où tout est normal, et le côté malade, où la respiration est ralentie, faible, pénible, emphysémateuse.

Le cœur est accéléré, comme cela s'observe toutes les fois que la respiration est gênée; lorsque la sténose atteint un degré suffisant, le malade se cyanose; on observe tous les symptômes qui caractérisent une hématose insuffisante.

Le diagnostic est surtout à faire avec: 1° les *compressions de la trachée et des bronches*, par une tumeur du médiastin, en particulier par l'adénopathie trachéo-bronchique; 2° les *corps étrangers des voies aériennes*, dans les cas où on ignore leur existence; mais la dyspnée qu'ils occasionnent n'est pas continue; elle cesse la nuit, et varie suivant les attitudes; 3° enfin, on est bien souvent tenté de porter le diagnostic de sténose sous-glottique, chez les enfants, qui, à la suite d'un croup trachéotomisé, ne peuvent plus respirer sans canule. En fait, la sténose peut exister réellement, mais, dans nombre de ces cas, la dyspnée est causée, soit par une adénopathie trachéo-bronchique concomitante, soit par du spasme laryngé ; quelquefois, enfin, on se trouve en présence de *croup prolongé*, ainsi que le démontre l'évolution ultérieure des accidents.

Evolution et pronostic. — Après une période de *tolérance*, qui peut être fort longue, apparaissent les *accidents dyspnéiques*. Dans une troisième phase, qui peut se faire attendre fort longtemps, on voit apparaître la *cyanose* et les troubles généraux. Arrivée à ce degré, la maladie doit être considérée comme rapidement mortelle.

La rapidité de l'évolution varie surtout suivant la *cause* de la *sténose*. D'origine *cicatricielle*, elle peut demeurer fort longtemps stationnaire ; au contraire, sa marche est beaucoup plus rapide lorsqu'il s'agit d'une tumeur néoplasique faisant saillie à l'intérieur des voies aériennes.

Traitement. — Il se confond avec celui des bronchites chroniques. Exceptionnellement, on est amené à intervenir chirurgicalement, surtout en raison de complications. L'intervention est, d'ailleurs, le plus souvent rendue impossible, ou d'efficacité illusoire, en raison de la multiplicité des dilatations, et de l'étendue des lésions inflammatoires.

II. — BRONCHO-PNEUMONIES

Nous n'aurons ici en vue que les broncho-pneumonies *aiguës non tuberculeuses* ; la broncho-pneumonie *tuberculeuse* sera décrite à part.

Symptômes. — Nous décrirons d'abord la broncho-pneumonie de l'enfant, en raison de sa fréquence dans le jeune âge et parce que la tableau symptômatique est d'ordinaire plus net chez l'enfant. Puis nous indiquerons les modifications cliniques spéciales à l'adulte et au vieillard.

I. Forme commune chez l'enfant. — **Modes de début.** — Tantôt l'affection débute presque en pleine santé, au cours d'un simple coryza ou d'une bronchite légère en apparence; le début est alors brusque, annoncé par des frissons, puis une rapide ascension thermique à 39 ou 40°; en même temps, l'enfant devient abattu, pâle et dyspnéique. Le plus souvent, la broncho-pneumonie survient au cours d'une autre maladie infectieuse, particulièrement celles qui par elles-mêmes, atteignent déjà l'appareil respiratoire : grippe, rougeole, coqueluche, diphtérie. Son début est alors insidieux; pour ne donner qu'un exemple, on doit craindre la broncho-pneumonie au cours d'une rougeole, lorsque la fièvre persiste plus de 48 heures après le début de l'éruption, ou bien lorsque, dans les jours qui suivent cette dernière, la fièvre ne tombe pas complètement, ou présente une recrudescence.

Symptômes fonctionnels. — Quelle que soit l'insidiosité du début, le malade ne tarde pas à présenter des symptômes fonctionnels dont l'observation est d'importance capitale, car ils permettent de faire le diagnostic à eux seuls, même dans les cas où on ne trouve pas de signes physiques suffisants.

Ce qui frappe tout d'abord, c'est la *dyspnée :* elle est *considérable*, *expiratrice*, s'accompagne de *polypnée* et de *battements des ailes du nez*. On compte de 40 à 80 respirations par minute, l'enfant est haletant, ses narines se dilatent convulsivement à chaque inspiration ; les mouvements respiratoires sont superficiels, la respiration est surtout diaphragmatique ; elle s'accompagne d'un léger *tirage* à l'inspiration, mais surtout l'expiration est pénible, et s'accompagne d'une plainte brève; on dirait que l'enfant « pousse » comme pour aller à la selle; chaque expiration s'accompagne d'une petite toux brève, sèche, quinteuse, faible. Malgré la rapidité de la respiration, l'hématose est insuffisante; le plus souvent les lèvres sont légèrement cyanosées; dans les cas graves, la cyanose s'étend aux joues et aux extrémités.

Lorsque l'enfant peut analyser ses sensations, il accuse souvent une douleur pongitive plus ou moins nettement localisée et un endolorissement de la base du thorax, au niveau des insertions du diaphragme et des muscles abdominaux.

L'*état général* s'altère rapidement; l'enfant est pâle, abattu, ou au contraire très agité avec parfois du délire et même des convulsions, qui n'ont une signification grave que si elles se répètent trop souvent et persistent après les premiers jours.

L'enfant semble maigrir très rapidement; dès le début, la figure est émaciée; les traits tirés, les yeux ternes, cerclés de noir, la peau terreuse donnent à la physionomie un aspect « vieillot », tout à fait spécial.

Dès le début, la langue est saburrale et sèche; l'anorexie est absolue, la soif souvent intense; on observe tantôt une diarrhée abondante, d'autres fois de la constipation ; d'ordinaire, il y a une oligurie notable.

La *courbe thermique* n'a absolument aucune régularité. D'ordinaire, le début de la broncho-pneumonie est annoncé par une ascension brusque à 39 ou 40°; les jours suivants, la fièvre persiste, présentant généralement le type rémittent; la rémission matinale peut atteindre et dépasser un degré; d'autres fois la fièvre est continue, ou presque continue. Les jours suivants, elle persiste, avec des recrudescences correspondant ordinairement à l'éclosion de nouveaux foyers; toutefois, la marche de la température est loin d'être toujours parallèle à celle des lésions. La défervescence ne doit être considérée comme définitive que lorsqu'elle persiste pendant plusieurs jours; souvent, en effet, on voit la température tomber un jour brusquement, pour remonter davantage le lendemain ou le surlendemain.

Le *pouls* est constamment accéléré; souvent on compte plus de 150 pulsations à la minute. Cette tachycardie ne va pas toujours de pair avec l'élévation thermique; elle dépend surtout de la dyspnée et de l'intoxication; souvent le pouls est à 180, alors que la température est à 38 ou 38,5. Sauf les cas où la tachycardie atteint ce degré extrême, il ne faut pas lui attacher une trop grande importance, tant que le pouls reste fort et bien frappé; au contraire, le pronostic doit être considéré comme grave, lorsque le pouls, même modérément accéléré, devient petit, mou, dépressible et surtout lorsqu'il présente des inégalités et des intermittences; ces signes indiquent l'imminence du collapsus cardiaque.

Signes physiques. — Ils sont des plus variables; suivant la nature des lésions (bronchite capillaire, congestion, hépatisation, emphysème), et suivant leur étendue (forme pseudo-lobaire, forme lobulaire, dont les noyaux peuvent être confluents ou disséminés). Passons en revue les principaux signes que l'on peut rencontrer, pour indiquer ensuite leurs variétés de groupement les plus habituelles.

1° *Interprétation des signes en particulier.* — Elle permet de reconnaître la nature des lésions.

La *bronchite capillaire* se traduit cliniquement par des râles sous-crépitants, fins et nombreux, se produisant par bouffées, aux deux temps de la respiration, sans souffle ni matité.

La *congestion* a comme signe pathognomonique l'*affaiblissement du murmure vésiculaire*. Lorsqu'elle est très intense et s'accompagne de transsudation séreuse hors des vaisseaux sanguins, on constate à la percussion une diminution de la sonorité et, à l'auscultation, un souffle doux, léger, expiratoire, avec, à la fin de l'inspiration, des bouffées de râles crépitants fins.

Ces signes, plus accentués, indiquent la *splénisation*; l'*hépatisation rouge* détermine l'apparition de matité, et d'un souffle tubaire. Lorsque l'enfant crache, l'expectoration, d'habitude muqueuse ou muco-purulente, peut contenir des crachats rouillés, lorsque les lésions vont jusqu'à l'hépatisation rouge.

L'*emphysème* apparaît autour des foyers de broncho-pneumonie; il est caractérisé par une sonorité tympanique, avec expiration pénible, sibilante.

2° *Variétés de groupement des signes physiques.* — Au début, on ne constate bien souvent que des signes de bronchite fine : les râles, très irrégulièrement disséminés et d'abondance variable, simulent parfois un véritable « bruit de friture ». D'autres fois, on ne trouve qu'un peu de bronchite avec un ou plusieurs foyers de congestion extrêmement mobiles et variables, susceptibles de disparaître ou de se transformer complètement en quelques heures, même dans le cas où le souffle s'étendait à toute la hauteur du poumon.

Habituellement, lorsque l'évolution n'est pas suraiguë, les lésions se localisent un peu mieux, et deviennent rapidement plus intenses. On observe un ou plusieurs foyers de matité, avec, à ce niveau, un souffle tubaire et des râles. Tantôt ces signes envahissent plus ou moins complètement tout un lobe du poumon (*forme pseudo-lobaire*), ou bien, ils se répartissent en petits foyers (forme lobulaire), qui peuvent être *confluents* ou *disséminés*.

Evolution. — On peut distinguer, d'après la marche et la durée de la maladie, trois formes principales : *suraiguë*, *aiguë*, *traînante*.

1° *Forme suraiguë*. — Le début est annoncé par une fièvre à 40 ou 41°, puis, très rapidement, apparaissent les signes du *catarrhe suffocant* : dyspnée extrême avec polypnée très marquée, souvent de l'orthopnée ; l'enfant est angoissé, cyanosé, le pouls bat à 180 ou 200 pulsations à la minute. A l'auscultation, on entend un véritable « bruit de tempête », suivant l'expression de Laënnec : la poitrine est pleine de râles fins, sans matité ni souffle. L'enfant est emporté en 48 heures par les progrès de l'asphyxie.

D'autres fois, la broncho-pneumonie demeure au second plan, et le malade succombe avec les signes d'une *intoxication* suraiguë : le teint est pâle, plombé, l'agitation excessive, ou bien l'enfant tombe presque d'emblée dans le collapsus. Les signes physiques sont hors de proportion avec l'intensité de la fièvre et des troubles généraux ; souvent même, on constate une dyspnée extrême, alors que les signes physiques sont à peu près nuls.

2° *Forme aiguë*. — L'état général est moins atteint et les symptômes fonctionnels sont plus atténués que dans la forme suraiguë. Localement, on constate soit un gros foyer de broncho-pneumonie pseudo-lobaire, soit plusieurs petits foyers disséminés. L'allure de la maladie n'est pas la même dans chacun de ces deux cas. Dans la *forme pseudo-lobaire*, les signes physiques présentent une certaine fixité ; l'évolution se rapproche davantage de celle de la pneumonie franche aiguë. Au contraire, dans la *forme lobulaire à petits foyers disséminés*, la marche est des plus variables, entrecoupée de poussées de congestion, survenant brusquement et disparaissant de même. En outre, la maladie évolue par poussées successives et irrégulières; un foyer disparaît, puis, après une accalmie de un ou plusieurs jours, la fièvre qui était tombée se rallume, et l'on constate l'éclosion d'un nouveau foyer en un point quelconque de l'un des deux poumons. La *durée* est alors de 8 à 15 jours, puis la maladie se termine par la *mort* ou par la *guérison*.

La *mort* est surtout due à trois facteurs principaux : 1° l'*asphyxie* (dyspnée avec cyanose); 2° la *fatigue cardiaque*. Le pouls devient faible, irrégulier, intermittent, les bruits du cœur sont moins bien frappés, les cavités droites se laissent légèrement distendre, le malade succombe au collapsus cardiaque; 3° enfin, la mort peut être causée par *l'intoxication générale de l'organisme*, que révèlent l'apparition d'une diarrhée profuse et fétide, l'oligurie avec ou sans albuminurie, la prostration.

La *guérison* est lente à se faire; après que la fièvre est tombée, et que les signes physiques se sont amendés, le malade a encore à traverser une convalescence longue et pénible, pendant laquelle il est particulièrement exposé à toutes les infections, d'autant plus qu'il conserve encore, pendant quelque temps, une bronchite qui a une grande tendance à s'éterniser; enfin, très fréquemment, la broncho-pneumonie laisse après elle une adénopathie trachéo-bronchique, dont la résolution peut être fort lente à se faire.

3° *Forme subaiguë*. — La maladie prend une allure traînante, et dure plusieurs semaines, avec des rémissions et des recrudescences fort variables.

Cette marche traînante s'observe surtout au cours de la rougeole, de la grippe, de la coqueluche, et doit être considérée comme de mauvais augure, car, trop souvent, les enfants se cachectisent et succombent à la fièvre hectique ; enfin, c'est surtout dans cette forme que l'on doit craindre les *complications*, et, en particulier, la *tuberculose*.

II. Broncho-pneumonie de l'adulte et du vieillard. — Chez l'adulte, les signes fonctionnels sont, le plus souvent, moins accusés que chez l'enfant ; en particulier, la *dyspnée* est souvent médiocre, si l'on en excepte celle qui est due au *point de côté* ou à l'intoxication.

Chez le vieillard, la broncho-pneumonie peut passer inaperçue : il n'y a ni toux, ni dyspnée, ni point de côté, mais seulement un léger malaise, un peu d'abattement et de fièvre ; à l'auscultation, on a peine à trouver, le plus souvent, à l'un des sommets, un léger souffle, avec ou sans râles, puis, très rapidement, la fièvre monte à 38,5 ou 39°, le malade tombe dans une prostration complète, avec, le plus souvent, un peu de délire ; le cœur faiblit, se laisse dilater, la poitrine se remplit de râles, la mort survient rapidement, dans le coma. L'issue fatale est due, ici, autant à l'insuffisance cardio-rénale qu'à la broncho-pneumonie qui en a été la cause occasionnelle.

Complications. — Les unes sont dues à la broncho-pneumonie ; les autres, à l'infection générale. Les premières ne s'observent guère que dans les formes subaiguës et traînantes. Voici les principales : La *pleurésie*, consécutive aux broncho-pneumonies superficielles. Il est rare qu'en pareil cas on n'observe pas un peu de pleurite sèche, caractérisée par un violent point de côté, et des frottements pleuraux : quelquefois, mais rarement, apparaissent les signes d'une pleurésie séro-fibrineuse ou purulente ; d'ordinaire, l'épanchement, lorsqu'il existe, demeure peu considérable. Exceptionnellement, on observe un *pneumothorax*, qui peut être dû à la rupture d'une vésicule d'emphysème superficiel.

Lorsque la broncho-pneumonie est subaiguë, elle peut se compliquer de *gangrène* ou d'*abcès* du poumon. Enfin l'*adénopathie trachéo-bronchique*, qui accompagne à peu près toujours les broncho-pneumonies, peut continuer à se développer pendant la convalescence. Nous n'étudierons pas ici la possibilité du développement de la tuberculose sur un poumon atteint par une broncho-pneumonie à marche traînante, cette question devant être traitée à propos de la tuberculose pulmonaire. Ajoutons, enfin, que la broncho-pneumonie peut être le point de départ de lésions chroniques, aboutissant à la sclérose du poumon. Nous aurons à y revenir.

Nous avons, chemin faisant, mentionné les principales complications dues à l'infection générale de l'organisme (insuffisance cardiaque et rénale, albuminurie). Quelquefois, on observe une *septicémie* vraie, qui peut déterminer l'apparition d'abcès multiples, en différents points de l'organisme. C'est à la septicémie que l'on doit rattacher les *infections cutanées*, que l'on peut observer au cours de la broncho-pneumonie ; elles sont, d'ordinaire, polymorphes, consistant en lésions érythémateuses, furoncles, ecthyma, etc.

Pronostic. — Il dépend de nombreux éléments, que l'on peut répartir en trois classes :

1° CONDITIONS DANS LESQUELLES SURVIENT LA BRONCHO-PNEUMONIE. — Toujours beaucoup plus grave à l'hôpital qu'en ville, la broncho-pneumonie est infiniment moins grave lorsqu'elle survient à l'occasion d'un rhume, d'une bronchite, que dans les cas où elle vient compliquer une rougeole, une coqueluche, une diphtérie. Les broncho-pneumonies de la diphtérie sont particulièrement dangereuses; elles s'observent principalement à la suite du croup tubé ou trachéotomisé et sont sans rapport avec la gravité de la diphtérie. Au cours de la rougeole, la broncho-pneumonie est plus grave, lorsqu'elle est *précoce*, éclatant avant l'éruption, ou pendant la période éruptive de la maladie. Enfin, il faut tenir grand compte de la malignité de l'épidémie régnante; certaines épidémies de rougeole s'accompagnent presque toujours de broncho-pneumonies fort graves; dans d'autres épidémies, cette complication est exceptionnelle.

2° Résistance du sujet. — La broncho-pneumonie est l'une des maladies les plus meurtrières que l'on connaisse en pathologie infantile; elle est particulièrement grave pendant la première enfance. C'est également, chez les vieillards, une cause de mort fréquemment observée; nous avons dit qu'ici le danger est au cœur et au rein plus qu'aux poumons.

L'état antérieur du sujet a également une importance capitale. Elle est particulièrement grave chez les débilités (cachectiques, athrepsiques, enfants atteints de syphilis héréditaire)... Mentionnons tout particulièrement la gravité de la broncho-pneumonie chez les enfants qui ont été antérieurement touchés par la tuberculose (pulmonaire, ganglionnaire, osseuse, etc.); trop souvent, des lésions tuberculeuses torpides se réveillent alors, et évoluent avec une allure suraiguë.

Signalons, enfin, la néfaste influence de toutes les affections qui peuvent gêner mécaniquement le fonctionnement du poumon : adhérences pleurales, déformations thoraciques causées par le rachitisme ou la tuberculose osseuse, emphysème pulmonaire, etc.

3° Malignité plus ou moins grande de la broncho-pneumomie. — Il faut savoir tirer, des signes observés, les éléments du pronostic :

a) **Signes physiques.** — Nous n'avons pas besoin de revenir sur la gravité extrême du *catarrhe suffocant;* dans la broncho-pneumonie aigüe ou subaigüe, la constatation d'un foyer étendu, pseudo-lobaire, variant peu d'un jour à l'autre comme étendue et comme localisation, est d'un bon augure; on a dit que ces formes étaient dues au pneumocoque. Au contraire, la forme lobulaire à foyers multiples et disséminés est d'un pronostic plus sombre; cette forme serait surtout due au streptocoque ou au staphylocoque.

b) **Signes fonctionnels.** - Ils ont beaucoup plus d'importance pronostique que les signes physiques; lorsqu'il y a discordance entre eux, c'est toujours sur les signes fonctionnels qu'il faudra se baser pour établir le pronostic.

La *diminution ou la disparition de la toux*, lorsqu'elle ne s'accompagne pas de défervescence et de la disparition des signes physiques, doit être considérée comme de mauvais augure; elle indique l'affaiblissement du système nerveux, et ne tarde pas à être suivie d'encombrement bronchique.

La *dyspnée* est très grave, lorsqu'elle s'accompagne d'une *polypnée* excessive (plus de 60 respirations par minute), et, surtout, lorsque la respiration devient irrégulière.

Le *facies* du malade est très important, surtout chez l'enfant, le pronostic est bon lorsqu'on trouve l'enfant assis sur son lit, la mine éveillée; il est sombre en cas de pâleur, de cyanose, ou lorsque le teint est plombé, terreux, avec sécheresse de la langue et des lèvres.

Parmi les *symptômes nerveux*, la torpeur est le

plus redoutable. Les convulsions n'ont de gravité que lorsqu'elles surviennent tardivement, annonçant l'asphyxie ou dépendant d'une thrombose cérébrale. L'apparition du *syndrôme méningé* (troubles oculaires, trismus, mâchonnement, troubles vaso-moteurs, paralysies) aggrave beaucoup le pronostic, qu'il s'agisse d'une méningite intercurrente, ou, simplement, de congestion méningée et corticale.

La *fièvre* est grave, lorsque la température se maintient à 40°, sans rémission matinale, pendant plusieurs jours de suite, surtout si le *pouls* est en même temps très rapide, faible et dépressible. La chute brusque de la température est grave, lorsqu'elle ne s'accompagne pas de sédation de la tachycardie et de la dypsnée; le collapsus est, alors, imminent.

Diagnostic. — La broncho-pneumonie n'a pas de signe pathognomonique; le diagnostic repose donc sur la constatation de l'ensemble des signes que nous avons énumérés. Rappelons que les signes fonctionnels ont, chez l'enfant, une importance aussi grande que les signes physiques, et suffisent à faire diagnostiquer la broncho-pneumonie, lorsqu'ils sont nets, même dans les cas où les signes physiques font défaut. En effet, ceux-ci peuvent être difficiles à percevoir, en particulier, chez les tout petits enfants; le retentissement exagéré du cri peut être, alors, le seul signe physique de broncho-pneumonie.

Au contraire, on a décrit une *forme latente* spéciale aux enfants débilités (athrepsiques, cachectiques, enfants atteints de syphilis héréditaire) et aux vieillards: cette forme évolue sans toux, ni dyspnée, presque sans fièvre, et conduit vite à la mort dans le marasme; cependant, les signes physiques sont réduits au minimum; en cherchant bien, on trouve un petit foyer localisé à une base ou dans l'aisselle.

Ce sont les signes physiques qui permettent de reconnaître la nature des lésions (bronchite, congestion, broncho-pneumonie, pneumonie). Nous n'insisterons pas ici sur le diagnostic différentiel de ces différents états : nous y reviendrons à propos de chacune des maladies que l'on peut confondre avec la broncho-pneumonie. Faisons remarquer seulement qu'il n'est pas toujours facile de reconnaître la broncho-pneumonie venant compliquer une bronchite, d'avec une simple poussée de congestion pulmonaire survenant dans les mêmes conditions, la congestion et la broncho-pneumonie représentant deux degrés différents d'un même processus.

Anatomie pathologique. — I. Lésions macroscopiques. — Les lésions sont très variables, d'aspect, d'étendue et de répartition. Ordinairement, on trouve de nombreux points malades disséminés irrégulièrement dans toute l'étendue des deux poumons ; ces lésions ont tendance à prédominer aux bases, dans les gouttières vertébrales, au voisinage du hile. Tantôt on ne trouve que quelques petits foyers atteignant plusieurs lobules, ou bien les foyers s'étendent à une partie plus considérable de l'organe, ou même envahissent un lobe tout entier (broncho-pneumonie pseudo-lobaire). Enfin, on peut trouver une multitude de foyers de broncho-pneumonie, dont l'ensemble occupe la majeure partie des deux poumons.

La *nature* des lésions est très variable, suivant leur étendue et leur ancienneté. On trouve des zones de *congestion simple ;* en d'autres endroits, le poumon, revenu à *l'état fœtal*, ne crépite plus sous le doigt, semble affaissé, revenu sur lui-même, et présente une teinte uniformément violacée. On dit qu'il y a *atélectasie* lorsque le poumon, revenu à l'état fœtal, est, en même temps, congestionné ; sa surface est, alors, parcourue de nombreuses veinosités bleuâtres ; l'insufflation ne peut y faire pénétrer d'air. Lorsque l'atélectasie a duré un certain temps, certaines parties prennent un aspect ressemblant à celui de la chair musculaire ; le tissu, rouge, homogène, présente une consistance élastique, et ne crépite plus sous le doigt ; c'est la *carnification*.

Lorsque la congestion est très intense, le poumon présente une couleur et une consistance que l'on a comparées à celles du tissu splénique, d'où le nom de *splénisation* donné à cet aspect spécial. Un morceau de poumon splénisé, jeté dans l'eau, ne surnage pas franchement comme le ferait un fragment de tissu simplement congestionné ou atélectasié, et ne tombe pas au fond, comme le poumon atteint d'hépatisation rouge, mais il reste entre deux eaux.

Enfin, aux points où les lésions sont au maximum, le tissu est *hépatisé*, c'est-à-dire présente une couleur, une homogénéité et une consistance qui le font ressembler au tissu hépatique. Cette lésion caractérise, lorsqu'elle s'étend à tout un lobe du poumon, la *pneumonie franche aiguë ;* dans la broncho-pneumonie, l'hépatisation demeure toujours *lobulaire*, c'est-à-dire, limitée à un ou plusieurs lobules, mais n'envahit jamais un lobe tout entier.

A la coupe, on trouve les bronches pleines de pus, qui sourd, en fines gouttelettes jaunes, des petites bronchioles, lorsqu'on presse, entre les doigts, une tranche du poumon ; du parenchyme pulmonaire lui-même, il ne sort que du sang. Cependant lorsque les lésions sont très intenses et ont eu le temps d'évoluer, on observe, autour des bronchioles, de petits abcès gros comme un grain de mil ou un pois ; ce sont les *grains jaunes* de Fauvel.

Les portions saines des poumons sont atteintes d'*emphysème lobulaire*, surtout au niveau des sommets et des bords. Les lobules emphysémateux se distinguent par leur coloration bleuâtre, et surtout par le relief qu'ils font à la surface de l'organe. Ils crépitent abondamment sous le doigt, et surnagent lorsqu'on les jette dans l'eau.

Ordinairement, la plèvre participe à l'inflammation du poumon sous-jacent. Au niveau des foyers superficiels ou corticaux, la séreuse est dépolie, rugueuse, et présente un aspect poisseux, dû à la formation d'un léger exsudat fibrineux. On voit ramper, à la surface du poumon, de fines traînées blanchâtres de lymphangite; enfin, les ganglions trachéo-bronchiques sont constamment augmentés de volume, et atteignent, ou même dépassent le volume d'un haricot; ils sont mous, rouges, à la surface et à la coupe; parfois, on y trouve de petits abcès, ou même une suppuration véritable.

II. Lésions histologiques. — 1° Les *petites bronches* sont atteintes d'inflammation intense; l'épithélium est altéré, ses cellules se détachent par places; la cavité de la bronche est pleine de pus, de leucocytes et de débris épithéliaux. Les autres tuniques de la bronche malade sont très congestionnées et bourrées de leucocytes qui, lorsque la diapédèse est très intense, désagrègent les muscles et le tissu conjonctif de la paroi bronchique. Ces lésions ont tendance à envahir les dernières ramifications des bronches, jusqu'aux alvéoles. Lorsque la broncho-pneumonie est suraiguë, les lésions bronchiques sont à peu près les seules; dans le catarrhe suffocant, toutes les bronches sont pleines de pus. Dans les cas où les *grains jaunes* ont eu le temps de se former, on observe, autour des bronches malades, de petits abcès, parfois un véritable manchon purulent, qui se propage plus ou moins loin, vers les dernières ramifications bronchiques.

2° Indépendamment des zones plus ou moins étendues de congestion, d'atélectasie, de splénisation ou d'emphysème, le poumon présente, autour des bronches enflammées, des lésions qui constituent le *nodule péribronchique* de Charcot, lésion caractéristique de la broncho-pneumonie. Le centre du nodule est occupé par la bronche, autour de laquelle les lésions pulmonaires atteignent leur maximum; la bronche est entourée d'une zone de pneumonie fibrineuse au stade d'hépatisation rouge; plus en dehors est une deuxième zone au niveau de laquelle le poumon présente les lésions de la *pneumonie catarrhale* (congestion, tuméfaction de l'épithélium alvéolaire avec accumulation, dans la cavité de l'alvéole, de leucocytes, de globules rouges et d'éléments épithéliaux). Enfin, à la périphérie du nodule péribronchique, on trouve une zone de congestion simple, qui va s'atténuant peu à peu, si bien qu'il n'y a pas de limite bien nette entre le tissu malade et le tissu sain.

III. Bactériologie. — Le *streptocoque* (broncho-pneumonie érysipélateuse et broncho-pneumonie puerpérale) et le *pneumocoque* sont les deux microbes le plus fréquemment observés : pour Netter, le pneumocoque se rencontrerait plus souvent chez l'adulte, le streptocoque chez l'enfant ; plus rarement, on trouve le staphylocoque blanc ou doré, et le pneumo-bacille de Friedländer ; ils sont, lorsqu'ils existent, généralement associés aux deux précédents. On observe, enfin, surtout dans les formes gangréneuses, putrides, le tétragène, le bactérium coli ou le proteus vulgaris.

On connaît, actuellement, un certain nombre d'observations de broncho-pneumonie grippale, dans lesquelles le bacille de Pfeiffer se trouvait à l'état de pureté ; le plus souvent, cependant, la broncho-pneumonie grippale relève d'une infection secondaire par les pyogènes ordinaires.

On a décrit chez les trieurs de laine une broncho-pneumonie, mortelle en 5 ou 6 jours, due au bacille du charbon, que l'on retrouve, d'ailleurs, dans les crachats. Enfin, la *peste* peut déterminer des broncho-pneumonies, dont les foyers hépatisés contiennent le bacille de Yersin.

Toutes ces broncho-pneumonies spécifiques peuvent représenter la localisation initiale de la maladie, et être le point de départ d'une infection générale : d'autres fois, elles surviennent comme localisation secondaire d'une infection générale par le microbe spécifique.

La broncho-pneumonie diphtérique est, au contraire, toujours secondaire à l'angine ou au croup. Le plus souvent, elle est polymicrobienne; les poumons présentent de nombreux petits foyers hémorragiques, dans lesquels on peut trouver le B. de Lœffler à l'état de pureté.

On a tenté de décrire des formes cliniques suivant la nature de l'agent pathogène; on peut dire, simplement, que les broncho-pneumonies dues au streptocoque s'accompagnent de dyspnée intense; l'état général est profondément altéré; les signes physiques sont très mobiles : on constate de petits foyers évoluant par petites poussées successives. Les broncho-pneumonies à pneumocoques seraient, au contraire, remarquables par la fixité des signes physiques (broncho-pneumonie pseudo-lobaire), par la brièveté de leur évolution et leur terminaison fréquente par la guérison. Le pneumo-bacille de Friedländer cause une expectoration visqueuse, contenant des moules bronchiques fibrineux; le pronostic de cette forme serait très grave.

Etiologie. Pathogénie. — La broncho-pneumonie

est surtout fréquente chez l'enfant : elle est particulièrement fréquente dans les hôpitaux, ce qui semble tenir à sa contagiosité, d'où l'indication d'isoler autant que possible les malades qui en sont atteints. Le plus souvent elle frappe des sujets débilités, par exemple, les enfants athrepsiques, ou les syphilitiques héréditaires. Parfois, elle semble *primitive*, survenant à l'occasion d'une plaie de poitrine, d'un simple refroidissement ou à des causes telles que l'inhalation de gaz toxiques. Dans ces derniers cas, le froid ou l'inhalation de gaz toxiques ont simplement servi de causes occasionnelles, réveillant la virulence des microbes qui vivent en saprophytes dans les voies aériennes.

Le plus souvent, la broncho-pneumonie est secondaire : dans la *rougeole*, maladie dont la broncho-pneumonie est la complication la plus fréquente et la plus redoutable, elle survient principalement du 2e au 4e jour, plus rarement du 15e au 20e. Dans la *coqueluche*, c'est également une complication des plus fréquentes, survenant soit pendant la période des quintes, soit pendant la convalescence. La broncho-pneumonie est également très fréquente au cours de la *grippe*, dont elle représente souvent, chez l'adulte principalement, la manifestation dominante. La broncho-pneumonie de la *diphtérie* est souvent consécutive au tubage ou à la trachéotomie : fréquemment elle est de nature tuberculeuse. Enfin, la broncho-pneumonie est fréquente dans certaines épidémies de *variole*, où elle débute du 6e au 9e jour, et dans certaines épidémies de *fièvre typhoïde*, où elle apparaît le plus souvent au décours de la maladie; quelquefois elle en marque le début.

L'anatomie pathologique montre que les lésions débutent par les bronchioles, au niveau desquelles elles atteignent leur maximum ; la broncho-pneumonie est le plus souvent, en effet, due à une infection des voies aériennes, se propageant secondairement aux tissus voisins. Dans les nombreux cas où l'on observe des lésions congestives très étendues, on incrimine une perturbation nerveuse, un trouble vaso-moteur dus au moins pour une large part, dans bien des cas, à l'intoxication générale.

Traitement. — I. Traitement prophylactique. — On peut diminuer considérablement la fréquence de la broncho-pneumonie surtout dans les hôpitaux d'enfants en isolant les malades qui en sont atteints; l'isolement sera autant que possible individuel; dans les hôpitaux parisiens d'enfants, on se contente de réunir les rougeoles, coqueluches, etc., compliquées dans une salle distincte de celle des rougeoles, coqueluches, etc., simples. Il semble également que l'on puisse diminuer la fréquence de la broncho-pneumonie en soumettant les rougeoleux, les diphtériques, etc., chez lesquels on a quelque raison de craindre l'apparition d'une broncho-pneumonie (mauvais état général, tubage ou trachéotomie), à une médication tonique sans attendre, pour le faire, que la broncho-pneumonie soit déclarée.

II. Traitement curatif. — Une fois la broncho-pneumonie déclarée, il faut remplir trois grandes indications : *a*) soumettre le malade à une hygiène appropriée; *b*) tâcher de modérer la congestion par les révulsifs; *c*) soutenir l'état général et combattre l'infection par une médication appropriée.

a) **Soins hygiéniques.** — Ils ont une importance considérable : le malade doit garder le lit pendant toute la durée de la broncho-pneumonie : on ne lui permettra de se lever qu'après plusieurs jours d'apyrexie complète et après disparition complète de tous les symptômes morbides; mais il est bon de ne pas laisser les malades dans un décubitus trop prolongé, surtout s'ils sont affaiblis. Pour éviter la congestion hypostatique, on les maintient demi-assis ou bien, s'il s'agit d'enfants, on les prend dans les bras plusieurs heures par jour.

Le malade devra être couché dans une chambre aussi aérée que possible et dont la température sera maintenue à 18° environ : une chaleur trop forte augmente l'agitation et la dyspnée, et peut même faciliter l'éclosion de nouvelles poussées congestives. Quand il fait beau, on tiendra les fenêtres ouvertes pendant les heures chaudes de la journée; il est même bon de transporter le malade dehors, en pleine lumière, quand la température le permet, en ayant soin de bien éviter tout refroidissement.

Les malades ayant une grande tendance au refroidissement périphérique, surtout les enfants, prescrire des boules d'eau chaude aux pieds, ou, mieux encore, l'enveloppement des jambes et même des mains, s'il en est besoin, dans d'épaisses bottes d'ouate.

Pendant toute la durée de la maladie, l'alimentation sera légère, mais substantielle (laitages, jaunes d'œufs, viande crue, viandes blanches). Donner des boissons abondantes (tisanes, limonades), de manière à activer, autant que possible, la sudation et la diurèse.

b) **Révulsifs**. — L'élément congestif est très important dans la broncho-pneumonie, mais il faut se rappeler que les poussées congestives sont étendues, mobiles, fugaces, fréquemment répétées; il faut donc leur opposer des révulsifs légers, mais dont on puisse répéter l'application aussi souvent qu'il en est besoin. Pour ces raisons, on proscrira les pointes de feu et les vésicatoires; ces derniers, en particulier, ont le grand inconvénient de provoquer des plaies douloureuses, souvent infectées secondaire-

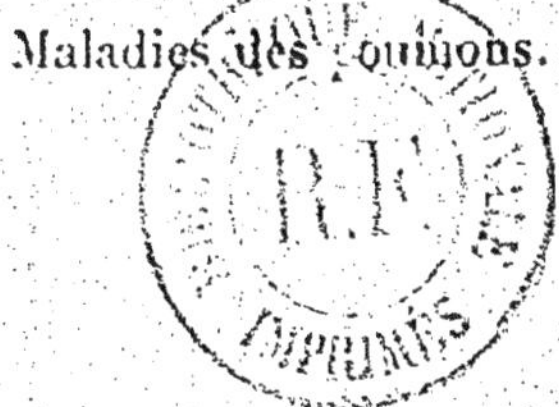

ment et dont on est obligé d'attendre la cicatrisation avant de pouvoir répéter la révulsion. On donnera au contraire la préférence aux cataplasmes sinapisés; ils doivent être larges, occupant tout le dos, ou même faisant le tour complet du thorax; leur température doit être de 35 à 39°; on les enlèvera dès que la rubéfaction sera produite, en évitant soigneusement toute brûlure; après chaque cataplasme, le thorax sera enveloppé d'ouate; les cataplasmes peuvent être répétés, selon les besoins, deux ou trois fois dans la journée, sans inconvénient. Les ventouses sèches rendent également de grands services; lorsqu'il existe des foyers étendus et donnant lieu à des signes d'une certaine fixité, on pourra à leur niveau, appliquer quelques ventouses scarifiées, qu'on ne laissera saigner que peu.

Enfin, les *enveloppements froids du thorax* constituent un excellent révulsif. Le thorax est entouré de plusieurs doubles de toile ou de tarlatane, trempée dans de l'eau à la température de la chambre ou légèrement refroidie en été, et légèrement exprimés; on recouvre d'un taffetas gommé. En quelques minutes, le nombre des respirations diminue du tiers ou de la moitié; ce qui serait dû à la vaso-constriction thoracique qu'ils provoquent. Cette action est de courte durée, mais on peut répéter les enveloppements froids, toutes les heures, ou même tous les quarts d'heure, suivant l'état du malade, et le soulagement observé.

c) **Toniques et désinfectants.** — A l'heure actuelle, les essais d'« antisepsie des voies aériennes » par les médicaments (eucalyptus, créosote, hyposulfite de soude), en potions, en lavements, en inhalations ou en injections hypodermiques, n'ont donné que peu de résultats; la créosote (de 1 à 4 gr. en potion), le carbonate de gaïacol (de 0 gr. 50 à 1 gr. 50 en potion) ont surtout pour effet de diminuer les sécrétions bronchiques et peuvent, à ce titre, rendre de réels services, lorsque l'estomac des malades les supporte (on observe parfois des crampes d'estomac très pénibles et durant plusieurs heures, après leur ingestion même à doses peu élevées). M. Grancher conseille de tenter l'antisepsie du rhino-pharynx : prescrire des injections nasales, répétées matin et soir, d'huile mentholée à 1 p. 10 (menthol 1 gr., huile d'amandes douces 10); on en injecte cinq à six gouttes dans chaque narine, à l'aide d'une petite seringue ; faire badigeonner matin et soir le pharynx à l'aide d'un pinceau avec de l'huile résorcinée à 1 p. 100.

L'emploi des sérums antistreptococcique et antistaphylococcique n'a donné jusqu'ici que peu de résultats, ce que l'on explique en invoquant la nature, généralement polymicrobienne, de l'infection ; leur emploi ne saurait entrer actuellement dans la pratique courante.

Actuellement, on s'efforce de soutenir le système nerveux, de tonifier le cœur et d'aider à l'élimination rénale. Nous n'insisterons pas sur l'emploi des médicaments, qui ont pour action de diminuer les sécrétions bronchiques.

Il faut, tout d'abord, éviter soigneusement l'emploi des médicaments qui pourraient affaiblir le système nerveux, ou gêner l'élimination rénale. On s'abstiendra de prescrire les médicaments hyposthénisants ou nauséeux, les antimoniaux (kermès, tartre stibié, polygala et même l'ipéca, qu'on n'emploiera jamais qu'à petites doses comme expectorant, mais sans chercher à provoquer le vomissement, qui, trop souvent, est suivi, chez les enfants, d'affaiblissement, et même de collapsus) ; on évitera les stupéfiants (aconit, opiacés) ; enfin, il faut se rappeler que certains toniques généraux (acétate d'ammoniaque, antipyrine), ou la digitale à hautes doses ont l'inconvénient d'entraver l'élimination rénale.

Comme toniques, on peut employer : l'acétate d'ammoniaque, en tenant compte des réserves formulées plus haut (2 à 4 gr. par jour en potion); l'acide benzoïque, que l'on prescrit souvent sous forme de benzoate de soude (1 gr. 50 par jour, en potion); la teinture de cannelle, de quinquina, l'alcool (potion de Todd), le vin de Champagne, l'alcool associé à l'éther (sous forme de liqueur d'Hoffmann); la *caféine*, employée en injections hypodermiques, est, à la fois, un tonique du système nerveux et un excitant du cœur, et rend de grands services, dans les cas où il y a menace d'adynamie et de collapsus; on doit l'employer à petites doses fréquemment répétées (en solution contenant 5 centigr. de caféine, pour un centimètre cube d'eau distillée stérilisée, faire une piqûre de 1 centimètre cube chez l'adulte, 1/2 piqûre chez l'enfant); la *strychnine* (en injections hypodermiques à dose de 1/4 de milligr. par piqûre) est un excellent tonique du cœur : il en est de même de la *spartéine*, qui, en même temps, est un diurétique actif. On peut employer les injections hypodermiques d'*huile camphrée* comme tonique général. Enfin, on peut employer le sérum artificiel (chlorure de sodium 7 gr. 5; eau distillée, 1 litre) ou le sérum phosphaté (ajouter 20 gr. de phosphate de soude, par litre de sérum); il est préférable d'employer de faibles doses fréquemment répétées : 20 cc. chez l'enfant, de 60 à 120 chez l'adulte.)

Actuellement, on tend, de plus en plus, à substituer, dans la mesure du possible, l'hydrothérapie à l'emploi des médicaments. On prescrit des enveloppements froids thoraciques ou généraux, ou des bains froids, tièdes ou chauds.

Nous ne reviendrons pas sur l'emploi des enveloppements froids du thorax : le *drap mouillé* réussit souvent alors que l'enveloppement thoracique simple était devenu insuffisant. Le malade est enveloppé dans un drap trempé dans de l'eau à la température de la chambre, puis recouvert d'une couverture de laine ; le drap reste en place dix minutes environ ; on peut renouveler ces applications toutes les trois heures ou même toutes les 2 heures.

Les *bains* peuvent être donnés froids ou tièdes ; jamais il ne faut recourir aux *bains chauds*, c'est-à-dire, de 38° à 40° ; ils dépriment le système nerveux.

D'Espine et Picot prescrivent les *bains tièdes*, qui donnent, en particulier chez les enfants, d'excellents résultats. Le premier bain doit être à 32°-35°, les suivants, vers 30° ; leur durée est de 5 à 15 minutes ; on donne de 1 à 3 bains par jour.

D'autres auteurs ont conseillé de faire des affusions froides sur la tête, pendant les bains tièdes ; cette pratique peut amener du collapsus.

Entre les bains, on peut faire des enveloppements froids du thorax, ou, même, des enveloppements froids généraux.

Le *bain froid* ne doit jamais être refroidi au-dessous de 18° ; on commence par donner un bain à 24°, puis on refroidit graduellement la température des bains suivants, suivant la tolérance du malade. Celui-ci doit être retiré dès le premier frisson ; beaucoup de médecins préfèrent même ne pas attendre le frisson et limitent la durée du bain à 10 minutes.

Enfin, M. Legendre recommande la pratique suivante. Il donne les bains à des températures de moins en moins élevées, en « commençant à 2° au-dessous de la température initiale du malade : 38°, par exemple, s'il est à 40° ». « Ce premier bain est très court (cinq minutes), et a pour but d'accoutumer seulement l'enfant à être baigné une heure plus tard, je donne un bain à 35° (dix minutes); deux heures après, à 32° (quinze minutes); les suivants de trois en trois heures à 30°, même 25° et dans les cas où l'hyperthermie ne cède que très passagèrement. J'ai recours aux bains à 20°, de 5 à 10 minutes seulement, dans les cas les plus graves». (Legendre, *Pronostic et traitement des broncho-pneumonies chez les enfants. Semaine médicale*, 1899, p. 89).

Après chaque bain, on fait une friction rapide des membres avec de l'alcool camphré ou de l'eau de Cologne, et on fait prendre au malade du lait, du bouillon, ou une potion cordiale, puis on le laisse s'endormir.

Quand faut-il employer les bains, et à quelle température? D'une manière générale, on emploie les bains, surtout lorsque la température reste élevée, dépassant 38,5 ou 39°; les bains amènent une chute thermique passagère, qui peut atteindre et dépasser 1°; en outre, ils ramènent le calme, diminuent la dyspnée, réveillent l'appétit, et facilitent le sommeil. Mais l'action des bains froids et des bains tièdes n'est pas identique; les bains froids congestionnent les viscères, et sont contre-indiqués lorsqu'il y a menace de collapsus (particulièrement chez les vieillards), lorsque le cœur est insuffisant; enfin, lorsque le malade a de la dyspnée dans son bain, ce qui indique une poussée de congestion pulmonaire, ou bien que les battements du cœur s'accélèrent dans le bain. D'une manière générale, les bains tièdes sont mieux supportés, et offrent moins de dangers, surtout chez les débilités.

III. — MALADIES DU POUMON

CHAPITRE PREMIER

PNEUMONIE AIGUE SÉRO-FIBRINEUSE

Définition. — « La pneumonie est l'infection localisée d'un lobe pulmonaire par le pneumocoque de Talamon-Fraenkel, infection provoquant une réaction locale fibrinogène de tout le lobe envahi, en même temps qu'une réaction générale de l'organisme, secondairement toxémié » (Landouzy).

Symptômes.—I. Forme commune. — La maladie suit une évolution cyclique, que l'on peut diviser en trois périodes : 1° *période de début* ou *d'engouement*; 2° *période d'état* ou d'*hépatisation rouge*; 3° *période de suppuration* ou d'*hépatisation grise*, cette dernière manque le plus souvent, la maladie se terminant généralement, par résolution.

1° Période de début ou d'engouement. — a) *Signes fonctionnels.* — Le *début* est, d'ordinaire, brusque, solennel. Brusquement, en pleine santé, le malade est pris d'un grand frisson, qui dure de 3/4 d'heure à 1 heure. Cependant, lorsque la pneumonie survient au cours d'une bronchite, d'un rhume, le début est moins brusque; le frisson ne vient qu'après 3 ou 4 jours de malaises vagues, avec céphalée, insomnie, épistaxis.

D'emblée, la fièvre monte à 39° ou 40° et se maintient à ce degré les jours suivants, présentant à peine une légère rémission matinale. Le pouls est, en même temps, accéléré, à 120, plein, fort, régulier. Souvent, en même temps que l'élévation thermique, apparaissent de la céphalée avec anorexie, soif vive, et quelquefois état nauséeux, et quelques vomissements.

Dès le soir du premier jour, ou le lendemain matin, s'ajoutent, à ces symptômes généraux, d'autres symptômes qui attirent l'attention du côté des voies respiratoires. C'est d'abord un violent *point de côté :* les malades éprouvent une douleur vive, lancinante ou pongitive, qu'ils localisent, en général, au voisinage de la région mamelonnaire; cette douleur peut occuper le côté de la pneumonie, ou bien l'autre côté du thorax ; elle est continue, exaspérée par la toux, les efforts, les mouvements respiratoires.

Aussi, le malade évite de respirer ; la respiration, petite, superficielle, pénible est accélérée ; on compte de 30 à 40 respirations par minute chez l'adulte, de 60 à 80 chez l'enfant (dyspnée avec polypnée) ; cette dyspnée ne semble cependant pas due uniquement à la douleur ; on l'attribue également, pour une part, à l'augmentation de fibrine du sang. En même temps, s'éveille une *toux*, d'abord sèche, quinteuse, pénible ; vers le soir du 2e jour, apparaît l'*expectoration*. Les crachats, d'abord muco-purulents, présentent, dès le début, une viscosité telle qu'on peut retourner le crachoir sans les faire tomber; rapidement, ils prennent une couleur comparable à celle de la rouille, sont épais, homogènes, peu abondants (70 à 80 gr. par jour). Au microscope, on constate qu'ils contiennent de nombreux globules rouges, des leucocytes, des globules de pus, des moules fibrineux, enfin, le pneumocoque de Talamon-Fraenkel sur les caractères duquel nous aurons à revenir.

b) *Signes physiques.* — A cette période, l'*inspection* montre que le côté malade est légèrement *voussuré* : l'*ampliation thoracique* à chaque inspiration y est moindre que du côté sain. Au *palper*, les vibrations vocales sont augmentées d'intensité, au niveau du foyer de pneumonie. La *percussion* montre, au même niveau, de la matité avec augmentation de la résistance au doigt. Cependant, lorsque le foyer est peu étendu, central, ou encore, mal limité, on constate une sonorité tympanique due à l'ampliation excessive des zones voisines des points malades (Jaccoud).

L'*auscultation* montre, tout d'abord, l'*affaiblissement du murmure vésiculaire* : cet affaiblissement est variable suivant l'étendue du foyer et l'intensité des lésions, puis rapidement apparaissent des *râles crépitants fins*. Ils éclatent par petites bouffées sous l'oreille, pendant la seconde moitié de l'inspiration, en un point généralement assez limité, parfois, d'étendue si minime qu'il faut chercher soigneusement avant d'entendre les râles ; quelquefois, il est nécessaire de faire tousser le malade pour les entendre. Le râle crépitant de la pneumonie est un râle fin, à bulles égales et semble éclater sous l'oreille ; il est attribuable au brusque déplissement des alvéoles voisins du foyer, et dont les parois sont agglutinées par l'exsudat (Cornil).

2° **Période d'état ou d'hépatisation rouge.** — a) *Signes fonctionnels.* — Au bout de 2 ou 3 jours, le point de côté disparaît, la toux est moins quinteuse. Les crachats sont devenus franchement rouillés ; cette expectoration est l'une des caractéristiques de la pneumonie.

La fièvre persiste à 39 ou 40° avec une très légère rémission matinale; dans certains cas, cependant, on observe, du 3e au 5e jour, une chute thermique, mais la fièvre reparaît le lendemain. Le pouls, fort, vibrant, légèrement dicrote, est à 100 ou 120 pulsations. Enfin, le malade présente un aspect spécial, qui existe parfois dès le début de la maladie, c'est le *faciès pneumonique* ; son visage est congestionné, vultueux; la pommette du côté malade est particulièrement rouge; souvent, on observe, du même côté, des sueurs unilatérales, des épistaxis, qui se font surtout par la narine correspondante : les yeux sont brillants, les narines animées de battements qui témoignent de la dyspnée; la langue est sèche, pâteuse; souvent, on observe, au coin des lèvres, de l'herpès, qui peut être unilatéral.

b) *Signes physiques.* — A la période d'état, les signes physiques se sont profondément modifiés. Au *palper*, les vibrations sont exagérées au niveau du foyer pneumonique; elles peuvent, cependant, être abolies, dans le cas où les bronches sont obstruées par l'abondance de l'exsudat fibrineux, ou bien lorsqu'il existe, en même temps que la pneumonie, une pleurésie. La *percussion* dénote une zone de matité correspondant au bloc hépatisé; à l'*auscultation*, on constate l'abolition complète du murmure vésiculaire, dans toute l'étendue du foyer; il est remplacé par un gros souffle tubaire, à timbre grave « en a ». Autour du foyer, l'oreille perçoit une couronne de râles crépitants fins. L'*auscultation de la voix* montre l'existence de broncho-phonie, ou même de la pectoriloquie aphone, au cas où l'exsudat est très homogène.

L'examen des autres viscères donne les résultats suivants : le foie est ordinairement un peu augmenté de volume (Gilbert et Grenet), ainsi que la rate; les urines sont rares, foncées, riches en urée et en urates; les chlorures tombent à 0 gr. 50 à 1 gr. 50 par jour, au lieu de la normale 11 à 13 gr.; dans aucune maladie, on n'observe une diminution aussi marquée. Enfin, très souvent, on constate de l'albuminurie, qui n'a aucune signification fâcheuse; elle disparaît, en général, au moment où se fait la défervescence.

3° **Modes de terminaisons.** — a) *Guérison*. — La *défervescence* survient du 7e au 9e jour. Elle est précédée de *phénomènes critiques :* angoisse, cyanose, sueurs, délire léger : le pouls, jusque-là fort et vibrant, peut s'accélérer davantage, et présenter des irrégularités, puis, le lendemain, la fièvre tombe brusquement à 37°, cette chute brusque est suivie d'une crise de polyurie et de sueurs abondantes, à la suite de laquelle le malade éprouve une sensation de bien-être. Pendant quelques jours, il tousse encore un peu et rend des crachats muqueux, puis la guérison est complète. Les signes physiques disparaissent plus lentement; c'est, d'abord, la matité; le souffle persiste un peu plus longtemps, enfin, on entend des râles sous-crépitants, dits *râles de retour ;* ce sont des râles humides, à bulles plus grosses que les râles crépitants fins de la période d'état; ils annoncent la liquéfaction de l'exsudat et le retour de la perméabilité des bronchioles et des alvéoles, au niveau du foyer hépatisé.

Quelquefois, la résorption est plus lente à se faire et traîne pendant plusieurs semaines.

b) *Mort*. — Elle peut survenir à la *période d'état;* lorsque l'hépatisation rouge est trop étendue (pneumonie massive), le malade peut succomber asphyxié; la terminaison fatale peut encore être due à l'intensité de l'intoxication (forme maligne), à l'insuffisance cardiaque, etc...

Lorsque la maladie atteint le stade d'*hépatisa-*

tion grise, la défervescence ne se fait pas, du 7e au 9e jour, ou, tout au moins, on n'observe qu'une chute thermique incomplète ; d'autres fois, au contraire, la température s'élève pendant les derniers jours de la vie, et peut atteindre et dépasser 41°. Un autre symptôme alarmant est l'apparition, au lieu des crachats rouillés, d'une expectoration jaunâtre, couleur *jus de réglisse* ou *jus de pruneaux;* elle annonce la suppuration. En effet, les signes physiques de l'hépatisation font place à des râles humides de plus en plus nombreux, qui finissent par devenir un véritable gargouillement ; l'état général s'altère ; le malade prend un teint terreux, s'affaiblit, le pouls devient petit, très rapide, inégal, arythmique ; souvent, on voit apparaître une diarrhée fétide et des sueurs profuses ; le malade, adynamique, succombe vers le 12e jour de la maladie. Il est rare que les choses se prolongent davantage, et que l'hépatisation grise aboutisse à la formation d'un *abcès du poumon*.

3o *Rechutes et récidives.* — La pneumonie peut avoir plusieurs reprises successives (Jaccoud) : les phénomènes critiques et la défervescence surviennent, comme normalement, puis une nouvelle pneumonie se déclare avec frisson, fièvre, etc... Localement, on constate que le foyer s'est reproduit plus étendu. On peut ainsi observer plusieurs rechutes consécutives.

Après guérison complète, le malade reste exposé aux *récidives*, qui se produisent sans aucune règle ; certains malades ont ainsi une série de pneumonies se succédant à des intervalles de temps fort variables.

II. Formes anormales. — Les principales anomalies tiennent soit à la *malignité* plus ou moins grande de la maladie, soit à la *localisation* du foyer, soit enfin au *terrain*.

1° Formes suivant la gravité. — La pneumonie peut être *maligne* ou *atténuée*.

a) *Pneumonies malignes.* — Chez les débilités ou dans certaines épidémies, la pneumonie revêt une *forme adynamique;* d'emblée, les symptômes généraux prennent une gravité exceptionnelle; le malade, courbaturé, souffrant d'une céphalée intense tombe rapidement dans un état de torpeur ressemblant à celui des typhiques; la langue est sèche, fuligineuse; la rate, le foie sont augmentés de volume; on note une diarrhée fétide, abondante; la température est très élevée à 40°; souvent il y a du délire; bientôt l'adynamie devient complète et le malade meurt, ou bien la maladie affecte une allure traînante et peut alors se terminer par la guérison.

La *forme ataxique* est caractérisée par la prédominance du délire sur les autres symptômes généraux. Le plus souvent, la pneumonie maligne revêt une allure intermédiaire; elle est *ataxo-adynamique*. Il s'agit, dans ces formes malignes, de la pneumonie infectante de Germain Sée; les manifestations de l'infection générale constituent presque à elles seules tout le tableau morbide, les symptômes locaux demeurant à peine marqués. D'ordinaire, en effet, les signes physiques sont peu nets; le foyer, peu étendu, est mal limité, le souffle à peine marqué.

A côté de ces formes malignes, on décrivait autrefois la *forme inflammatoire*, dans laquelle tous les phénomènes réactionnels étaient poussés au maximum (visage vultueux, fièvre très élevée, pouls rapide, etc.), et la *forme bilieuse*, particulièrement décrite par Stoll. Cette dernière était caractérisée, non par l'ictère, qui est d'observation peu fréquente au cours de la pneumonie, et qui doit être considéré comme une complication; elle se distinguait simplement par l'adjonction, aux symptômes ordinaires de la pneumonie, des signes d'un embarras gastrique léger, que la médication évacuatrice fait, d'ordinaire, rapidement disparaître. Actuellement, on n'attache plus d'importance à la distinction spéciale de ces deux formes, dont l'évolution et le pronostic n'ont rien de particulier.

b) *Formes atténuées.* — Nous étudierons, avec la congestion pulmonaire, la *maladie de Woillez* et la *pneumonie congestive de Potain*, qui se rapprochent plutôt de la congestion simple que de la pneumonie véritable. La *forme abortive* débute comme une pneumonie ordinaire, mais les signes physiques demeurent ceux de la période d'engouement ou même ceux d'une simple congestion : submatité, souffle doux, râles sous-crépitants. Au bout de 3 ou 4 jours, la pneumonie tourne court et la défervescence se fait.

2° **Formes suivant le siège et l'étendue.** — La pneumonie ordinaire se localise, de préférence, au lobe inférieur d'un des poumons qu'elle envahit tout entier.

a) *Pneumonie du sommet.* — Elle est particulièrement fréquente chez l'enfant et chez le vieillard, chez les cachectiques, les alcooliques, au cours de la grippe ou dans certaines épidémies. Le *début* en est normal, annoncé par un violent frisson et un point de côté, ou bien il est *insidieux*, sans toux, ni expectoration, ni dyspnée, le point de côté demeurant peu intense. Pendant la période d'hépatisation rouge, le *facies pneumonique* est particulièrement net. Quant aux *symptômes généraux*, ils sont, en général, très accentués, la fièvre est intense ; souvent on observe du délire qui peut atteindre un degré tel que des pneumonies du sommet ont pu être prises pour des attaques subites d'aliénation mentale. Ce délire était expliqué par Bouillaud, par la compression des vaisseaux du cou; on a également incriminé l'état de débilitation des sujets, enfin, on a dit que les réflexes, partis du sommet des poumons, étaient particulièrement énergiques.

Les *signes physiques* de la pneumonie du sommet sont d'ordinaire peu accentués; au début, il faut les chercher en arrière, dans les fosses sus et sous-épineuses et dans l'aisselle; ce n'est que plus tard qu'ils apparaissent en avant dans la fosse sous-claviculaire. On constate simplement de la matité avec, presque d'emblée, un souffle tubaire, souvent léger, un peu diffus, sans râles.

Enfin, la *durée* est d'ordinaire plus courte que dans la forme commune; en cas de guérison, la défervescence se fait dès le 7e jour; souvent, la pneumonie du sommet se termine par la mort dans l'adynamie, particulièrement chez les vieillards; ce qui semble tenir plus à leur état de débilitation antérieure qu'à la localisation spéciale de la pneumonie. Enfin, la pneumonie du sommet est souvent suivie, après guérison apparente, d'une poussée de tuberculose pulmonaire.

b) *Pneumonie centrale.* — Les signes fonctionnels n'ont rien de spécial, mais les signes physiques sont d'abord peu nets; il n'y a pas de matité; le souffle est doux, lointain, puis, à la période d'hépatisation rouge, alors que tout un lobe du poumon est envahi, les signes physiques apparaissent brusquement, ce sont alors ceux de la pneumonie ordinaire avec foyer superficiel.

c) *Pneumonie migratrice* (ou *serpigineuse*). — Elle s'observe principalement au cours de l'érysipèle; on trouve des foyers multiples, éclatant successivement, les points antérieurement malades étant entrés en résolution, alors que d'autres sont envahis.

d) *Pneumonie massive.* — Dans cette forme, les signes physiques sont ceux d'un grand épanchement pleural occupant la moitié ou les deux tiers inférieurs du thorax. Le côté malade est aussi voussuré que dans une pleurésie ; le cœur peut être refoulé en dedans, si la lésion siège à gauche. Au niveau du foyer, on constate de la matité avec abolition des vibrations, un souffle plus doux que celui de la pneumonie ordinaire, avec égophonie ou même pectoriloquie aphone : les signes distinctifs sont les suivants : la matité ne cesse pas brusquement au niveau de sa limite supérieure, comme dans la pleurésie ; on n'observe que peu de skodisme au-dessus ; l'espace de Traube est demeuré normal ; dans les cas douteux, le diagnostic se fait aisément à l'aide d'une ponction exploratrice, qui, en cas de pneumonie, ne ramène rien, ou, seulement, un peu de spume sanglante, mêlée à de l'air.

L'évolution varie suivant qu'il s'agit d'une pneumonie véritable, dont le pronostic est alors fort grave, ou bien, de la spléno-pneumonie de M. Grancher ; cette dernière prend une marche subaiguë, la guérison est constante, mais n'est complète qu'au bout de 4 à 5 semaines (Grancher).

e) *Pneumonie double.* — D'ordinaire, les deux poumons sont envahis successivement. Au moment où le premier foyer entre en résolution, la dyspnée s'accroît subitement, et la fièvre se rallume, le point de côté et le frisson pouvant faire défaut. On constate alors, du côté sain, les signes d'un nouveau foyer qui, d'ordinaire, évolue plus rapidement que le premier.

3° **Formes suivant le terrain.** — a) *Conditions physiologiques.* — Chez *l'enfant*, la pneumonie occupe volontiers le sommet ; souvent, les phénomènes nerveux prennent une importance considérable ; c'est ainsi qu'on a décrit une *forme éclamptique* (Rilliet et Barthez), avec crises convulsives intenses; une *forme méningitique*, avec vomissements, céphalée, constipation, délire, comme dans les méningites ; une *forme typhoïde* (Cadet de Gassicourt), avec abattement comparable à celui de la dothiénentérie. D'ordinaire, l'expectoration fait défaut, l'enfant avalant ses crachats qu'il ne sait pas rejeter. L'attention est attirée vers la poitrine par la dyspnée : les signes physiques sont ceux de la pneumonie ordinaire. Malgré une fièvre souvent élevée, et l'intensité des troubles nerveux, souvent la pneumonie de l'enfant est abortive : quelquefois, elle s'accompagne d'éruptions cutanées diverses, qui pourraient induire en erreur ; ce sont des rash morbiliformes ou scarlatiniformes de préférence.

Chez le *vieillard*, la pneumonie est parfois tellement latente qu'on ne la constate qu'à l'autopsie ; d'ordinaire, le malade éprouve seulement quelques malaises vagues : l'attention est attirée par la sécheresse de la langue, un état particulier du visage (faciès vif, coloré) ; la peau n'est pas chaude, alors que la température centrale peut être très élevée (Charcot) : l'auscultation révèle les signes d'une pneumonie souvent discrète, du sommet.

Le pronostic est des plus graves; souvent, la maladie se termine par une adynamie qui survient rapidement, souvent, en quelques heures ; on peut observer l'apoplexie.

Chez la *femme enceinte*, la pneumonie provoque l'avortement dans un tiers des cas environ (Grisolle) : l'accouchement prématuré est plus fréquent encore. Le pneumocoque peut se transmettre de la mère au fœtus. Chez la mère, la pneumonie provoque une dyspnée excessive, la grossesse gênant le libre jeu du diaphragme ; les signes de fatigue cardiaque apparaissent rapidement, mais, après l'expulsion du fœtus, il se produit, d'ordinaire, une détente, généralement bientôt suivie de guérison.

b) *Conditions pathologiques.* — Chez les *alcooliques*, le *délire* est particulièrement fréquent, et revêt la forme du délirium tremens : il s'observe également fort souvent chez les vieillards, alors même que la pneumonie ne siège pas au sommet ; il est alors dû à l'*insuffisance rénale* et relève de l'urémie. Chez les *diabétiques*, les *cachectiques*, la pneumonie revêt une allure insidieuse, sans symptômes fonctionnels, avec une fièvre modérée, et cependant, elle aboutit rapidement à l'adynamie et se termine le plus souvent par la mort. Chez les *cardiaques*, la pneumonie peut être une cause occasionnelle d'asystolie.

Lorsque la pneumonie survient au cours de la *grippe*, elle a un début plus lent : le malade éprouve de petits frissons, se plaint d'embarras gastrique, avec céphalée, courbature ; les signes ne sont pas ceux de l'hépatisation franche ; les crachats restent gommeux, muco-purulents ; on trouve à l'auscultation un foyer un peu diffus de souffle doux, avec des râles sous-crépitants. La marche est capricieuse ; souvent, on observe une pneumonie serpigineuse, à plusieurs foyers successifs ; elle finit par guérir, ou bien entraîne la mort par asphyxie et par intoxication générale.

Dans la *fièvre typhoïde*, la pneumonie peut s'observer à deux phases distinctes de la maladie. Tantôt, la maladie commence comme une pneumonie, puis, après la guérison de celle-ci, apparaissent les symptômes d'une fièvre typhoïde au 2e septenaire, ce qui indique l'éclosion simultanée des deux maladies. D'autres fois, la pneumonie survient pendant le 2e ou le 3e septenaire de la fièvre typhoïde ;

elle évolue comme une pneumonie ordinaire, mais, après sa résolution, il n'est pas rare de voir la dothiénentérie tourner court, et guérir.

Chez les *tuberculeux*, on peut observer, outre la pneumonie caséeuse, dont nous nous occuperons ailleurs, des pneumonies légitimes, séro-fibrineuses, à pneumocoques : leur allure n'a rien de spécial, mais il faut bien savoir que, souvent, on observe, après une pneumonie, une poussée aiguë de tuberculose : tantôt, celle-ci, latente jusque-là, se manifeste à l'occasion d'une pneumonie ; d'autres fois, la pneumonie survient chez un tuberculeux avéré, à la 2e ou 3e période de la maladie, dont elle aggrave le pronostic, en hâtant la terminaison fatale.

Complications. — Elles sont dues au pneumocoque ou à des infections secondaires. Comme il n'est pas possible de faire nettement la part clinique de chacun de ces deux groupes, nous diviserons simplement les complications en deux catégories : 1o complications par la propagation de l'inflammation aux organes voisins, et 2o complications par infection générale ; d'ailleurs, cette classification n'est pas, elle-même, absolument exacte dans tous les cas.

I. Complications par propagation de l'inflammation aux organes voisins. — 1o **Congestion pulmonaire.** — La pneumonie, dans sa forme commune, se limite à un lobe du poumon ; mais souvent, elle s'accompagne de poussées congestives, survenant à l'occasion d'un refroidissement, d'une poussée de grippe, d'une brusque défaillance du cœur. Brusquement, le malade est pris d'une dyspnée intense, avec cyanose, menace d'asphyxie ; l'auscultation montre, outre les signes de la pneumonie, l'abolition du murmure vésiculaire, dans une étendue plus ou moins considérable du poumon ; on peut entendre une pluie de râles crépitants fins, dans certains cas. La congestion peut déterminer une asphyxie mortelle en quelques heures, ou bien elle s'amende presque aussi rapidement qu'elle était venue, mais de nouvelles poussées congestives peuvent survenir d'un moment à l'autre.

2° **Pleurésie.** — Le plus souvent, la pneumonie, atteignant la région corticale du poumon, détermine un certain degré de *pleurite sèche*, qui, après guérison de la pneumonie, pourra laisser des adhérences pleurales : c'est à l'irritation pleurale que l'on attribue, d'ordinaire, le point de côté initial de la pneumonie. Souvent, aussi, la pneumonie se complique d'une pleurésie avec épanchement séro-fibrineux ou purulent. Quand l'épanchement est séro-fibrineux, il demeure, d'ordinaire, peu considérable; nous aurons à décrire ailleurs la pleuro-pneumonie congestive de Potain. La *pleurésie purulente* métapneumonique s'observe ordinairement après la terminaison de la pneumonie; son début peut être absolument insidieux, ou bien, elle s'annonce par la reprise de la dyspnée, du point de côté et de la fièvre. On constate les signes d'une collection purulente, souvent enkystée (pleurésie costale, diaphragmatique ou interlobaire); en 3 semaines, environ, elle tend à s'ouvrir spontanément à la peau ou dans les bronches; il sort un flot de pus verdâtre contenant d'abondantes fausses membranes; au microscope, on y trouve des pneumocoques; la guérison est fréquente, après ponction ou évacuation spontanée, mais, en ce cas, il faut craindre l'éclosion d'infections secondaires qui peuvent emporter le malade.

3° **Péricardite, Péritonite.** — Quelquefois, on observe la *propagation au péricarde* ou *au péritoine*; surtout lorsque la pneumonie s'est déjà compliquée de pleurésie. La péricardite et la péritonite évoluent ordinairement de façon insidieuse, et sont, généralement, purulentes.

II. COMPLICATIONS PAR INFECTION GÉNÉRALE. — 1° **Complications cardiaques.**—*Endocardite.* — Elle s'observe assez fréquemment; la convalescence était traînante, le malade reste faible, dyspnéique, puis, 27 jours, en moyenne, après la défervescence (Netter), il est pris de petits frissons, de fièvre à maximum vespéral, avec anorexie, albuminurie, quelquefois délire.

Au bout d'une quinzaine de jours environ, le malade est emporté au milieu d'accidents de septicémie, avec prédominance des phénomènes cérébraux ou méningés. Insidieusement, s'est développée une endocardite végétante, puis ulcéreuse; l'ulcération donne naissance à une septicémie à pneumocoques, avec petites embolies infectantes multiples. Les seuls signes qui peuvent faire diagnostiquer cette terrible complication sont : l'assourdissement des bruits normaux du cœur (bruit mitral ou aortique).

Le pronostic n'est pas toujours aussi sombre; l'endocardite peut se terminer par résolution et devenir, alors, le point de départ d'une lésion valvulaire chronique.

Myocardite. — Elle s'observe pendant la période d'état de la pneumonie; elle est annoncée par les signes de l'insuffisance du myocarde; les battements du cœur deviennent faibles, mous, irréguliers; la tachycardie est plus marquée, puis le cœur droit se dilate, son bord droit déborde le sternum; la mort est, alors, à craindre; elle est subite, ou plus lente, due au collapsus cardiaque.

Tous ces symptômes étaient, récemment encore, attribués à la myocardite; on sait actuellement qu'ils dépendent au moins autant du système nerveux (intoxication du bulbe ou des ganglions du cœur).

2° **Complications rénales et hépatiques.** — Bien que l'albuminurie soit très fréquemment observée, la néphrite est l'exception ; elle est, le plus souvent, légère, ne conduisant que rarement à la mort, ou à la *néphrite chronique.*

L'*ictère* semble fréquent dans certaines épidémies ; il survient du 2e au 6e jour de la maladie ; le plus souvent d'un pronostic bénin, il peut, cependant aboutir, parfois, à l'ictère grave.

3° **Complications nerveuses.** — Outre le *délire,* qui peut devenir une véritable complication, les *troubles mentaux* consécutifs, et les symptômes de *méningisme* qu'on observe surtout chez l'enfant, la pneumonie peut occasionner des *méningites* et des *paralysies.*

Méningite aiguë. — Elle s'observe dans 8 0/0 des cas, pour Chomel, et peut apparaître à toutes les périodes de la maladie, principalement, du 2e au 5e jour. Elle peut revêtir les allures d'une méningite cérébrale ; tantôt les symptômes sont ceux d'une méningite aiguë de la convexité ; douleur de tête et de nuque, délire, convulsions, paralysie des sphincters, puis, mort dans le coma ; ou bien, on a les signes d'une méningite de la base ; le tableau symptomatique est alors celui d'une méningite tuberculeuse, dont il ne se distingue que par l'évolution ; pendant une première période, on observe des signes d'irritation méningée, délire, convulsions, céphalée, anorexie, vomissements, constipation, puis, au bout de quelques jours, on arrive à la période de dépression ; le strabisme, l'inégalité pupillaire annoncent l'augmentation de la tension intra-crânienne, puis viennent les irrégularités du pouls et de la respiration ; enfin le malade tombe dans le coma, et meurt.

Enfin, on peut observer les symptômes de la *mé-*

ningite cérébro-spinale; la participation des méninges rachidiennes est annoncée par l'adjonction, aux symptômes que nous venons d'énumérer, de contracture des membres, avec signe de Kernig, exagération des réflexes, et hyperesthésie cutanée. On peut observer la guérison.

Paralysies. — A l'occasion de la pneumonie, on peut observer des hémiplégies dues à une lésion en foyer (hémorragie, ramollissement, plaque de méningite), ou, simplement, l'athérome cérébral. Nous n'insisterons pas sur cette variété de paralysies. Plus intéressantes sont les paralysies qui surviennent pendant la convalescence; ce sont des paraplégies, des paralysies diverses, non systématisées, et s'accompagnant d'atrophie musculaire; elles sont généralement transitoires, et semblent devoir être rapprochées des paralysies toxi-infectieuses, en général. Enfin, la paralysie ascendante aiguë de Landry peut s'observer à la suite de la pneumonie.

Telles sont les complications les plus fréquentes de la pneumonie. Nous ne ferons que signaler celles qu'on n'observe que rarement : abcès et gangrène du poumon, artérite, phlébite, arthrites, complications oculaires, zona ophtalmique, angine, etc. Signalons l'*otite* moyenne, que M. Netter a constatée 7 fois sur 28 cas, et qui peut être bilatérale.

Diagnostic. — Il doit se faire : 1° par les moyens cliniques ; 2° par la bactériologie.

I. Diagnostic clinique. — Parmi les *symptômes fonctionnels*, les plus caractéristiques sont : la *brusquerie du début*, le faciès pneumonique, et l'expectoration rouillée; la réunion de ces trois symptômes suffit pour porter le diagnostic, que viendra confirmer la constatation des signes physiques de l'hépatisation rouge. Mais le début est moins brusque dans la pneumonie grippale; le faciès peut se retrouver dans la fièvre herpétique; enfin, le tableau symptomatique peut être très incomplet ou dénaturé. Dans la *forme adynamique*, on peut penser à une fièvre typhoïde; pour peu que les crachats manquent (enfant) et que les signes physiques soient peu nets (pneumonie centrale, pneumonie du sommet), le diagnostic pourra demeurer hésitant; l'évolution ne tardera, d'ailleurs, pas à lever tous les doutes. Chez l'enfant, les symptômes nerveux pourraient induire en erreur sur la véritable nature de la maladie; chez le vieillard, on pourrait méconnaître la pneumonie, si l'on n'était prévenu de sa latence à cet âge.

Le diagnostic peut être beaucoup plus difficile dans les cas où l'infection générale est prédominante, et les signes de pneumonie très atténués; les signes étant alors ceux d'une infection générale, dont on n'arrive, parfois, à déterminer la nature, que par un examen minutieux du malade.

Enfin, il est, parfois, difficile de dire si l'on se trouve en présence d'une *congestion pulmonaire*, d'une *broncho-pneumonie*, d'une *apoplexie pulmonaire*, d'une *pleurésie*, ou d'*une pneumonie* : nous exposerons ailleurs les éléments qui permettent le diagnostic de la congestion et de l'apoplexie, avec la pneumonie; nous avons vu que la pneumonie massive ressemble, parfois, à tel point à une pleurésie que, seule, la ponction exploratrice permet le diagnostic. Quant à la broncho-pneumonie, il est aisé de reconnaître, quand on a affaire à un cas bien net de l'une ou de l'autre des deux maladies, mais les signes de la forme pseudo-lobaire sont bien voisins de ceux d'une pneumonie légitime, et, d'autre part, celle-ci peut s'accompagner de bronchite ou de poussées de congestion pulmonaire qui rendent le diagnostic hésitant, mais le début de la broncho-pneumonie n'est jamais aussi brusque que celui de la pneumonie; on n'a pas le faciès pneumonique, ni l'herpès labial; la fièvre est irrégulière, les crachats ne sont pas franchement rouillés : l'examen du thorax ne montre jamais des signes d'hépatisation aussi nets; le souffle est plus doux, les râles plus nombreux; moins fins; enfin, et surtout, la broncho-pneumonie évolue par poussées successives, sans avoir la marche cyclique de la pneumonie.

II. Diagnostic bactériologique. — Il repose sur l'analyse bactériologique des crachats. Une parcelle de crachat rouillé étant étalée sur une lame, et fixée par la chaleur, on colore, pendant 5 minutes, avec la solution suivante :

Bleu de méthyle phéniqué.

Bleu de méthyle	1 gr. 5
Alcool absolu	10 —

Faire dissoudre, pendant 24 heures, puis ajouter :

Solution d'acide phénique à 5 p. 100, Q. S. p. 100 centimètres cubes.

Après coloration, les diplocoques de Talmon-Fraenkel apparaissent sous formes de cocci ovoïdes, avec une grosse extrémité arrondie, tandis que l'autre est effilée en pointe (forme en flamme de bougie, en fer de lance). Ces cocci se réunissent deux par deux, en diplocoques, qui sont encapsulés dans une même capsule ; elle est colorée en mauve, si la coloration a été suffisante. Le pneumocoque ne se décolore pas par la méthode de Gram, ce qui le distingue du pneumo-bacille de Friedländer; il doit, pour avoir une valeur pathogène, fourmiller littéralement, dans les crachats. Quelquefois, les pneumocoques se réunissent en chaînettes de diplocoques, dont tous les éléments sont réunis dans la même capsule ; leur forme, leur grosseur, ainsi que la brièveté des chaînettes, permettent aisément le diagnostic d'avec le streptocoque.

Lorsqu'on veut être fixé sur la présence et la valeur pathogène du pneumocoque, il faut l'inoculer à la souris, qui est d'une sensibilité extrême pour ce microbe; une très faible dose, injectée sous la peau, suffit pour tuer l'animal en 36 heures; à l'autopsie, on constate la présence du pneumocoque dans son sang et dans tous ses viscères.

Bezançon et Griffon ont étudié l'agglutination des cultures du pneumocoque, faites en milieux liquides, par le sérum des malades atteints de pneumonie. Dans la pneumonie primitive, l'agglutination, faible pendant toute la période d'état, ne devient forte qu'au moment de la défervescence.

Pronostic. — Il varie :

1° *Suivant le terrain.* — Bénigne chez les enfants ou les adolescents, la pneumonie enlève environ huit dixièmes des sujets qu'elle atteint au-dessus de 70 ans (Grisolle) : elle est particulièrement grave chez la femme, surtout chez la femme enceinte.

La pneumonie acquiert une gravité considérable chez les débilités (cachectiques, brightiques, etc.), ou bien quand elle frappe un sujet déjà atteint de quelque maladie infectieuse, telle que la grippe, ou la fièvre typhoïde.

2° *Suivant l'intensité des symptômes et des complications.* — Il faut surveiller attentivement l'état général du malade, et, en particulier, le cœur et le rein. Le pronostic deviendra grave, si la langue devient très sèche; si on constate des symptômes d'insuffisance cardiaque ou rénale (pouls rapide, faible, instable, irrégulier; polypnée, oligurie), la mort est due, d'ordinaire, à l'intoxication générale; l'intensité et l'étendue de la pneumonie, l'intensité des symptômes réactionnels (fièvre, délire) n'ont qu'une faible importance pour le pronostic.

Etiologie, pathogénie. — La pneumonie s'observe surtout de 20 à 30 ans, particulièrement chez l'homme, plus exposé que la femme à l'action des *causes débilitantes*, excès, traumatismes thoraciques, inhalation de gaz irritants, surmenage, etc... La pneumonie s'observe fréquemment chez les malades atteints d'une hémiplégie : M. Fernet attribue cette fréquence à l'existence d'une névrite du pneumogastrique ; la pneumonie deviendrait, ainsi, un véritable zona du poumon, comme semble l'indiquer la fréquente constatation, chez le même sujet, d'herpès labial, de zona, dont les vésicules peuvent renfermer des pneumocoques. Enfin, la pneumonie apparaît souvent au décours de nombreuses maladies, soit aiguës, soit chroniques, entre autres la fièvre typhoïde, le rhumatisme, les néphrites, l'alcoolisme et, en général, toutes les maladies cachectisantes : impaludisme, diabète, cancer, scorbut, tandis que les fièvres éruptives, la coqueluche, la diphtérie se compliquent plutôt de broncho-pneumonie.

L'action des causes débilitantes n'est cependant pas toujours évidente ; souvent, la pneumonie frappe des sujets vigoureux.

L'influence du froid, longtemps admise sans conteste, est, aujourd'hui, discutée.

Enfin, on observe de véritables épidémies saisonnières de pneumonie.

L'agent pathogène, le diplocoque de Talamon-Fraenkel, dont nous avons sommairement indiqué les principaux caractères, existe, à l'état de saprophyte, dans la bouche et le pharynx de sujets normaux, même à l'état virulent. On pense qu'il peut devenir pathogène, sous l'action de causes débilitant momentanément l'organisme.

Anatomie pathologique. — La pneumonie atteint surtout le lobe inférieur du poumon droit. Ses lésions évoluent en 3 phases (Laënnec) :

1° Période d'engouement. — Le lobe malade apparaît congestionné, violacé, œdématié; le doigt y imprime son empreinte; à la coupe, la surface est lisse; à la pression s'écoule une sérosité spumeuse, sanguinolente, un bloc de ce tissu, projeté dans l'eau, surnage; le poumon crépite encore entre les doigts.

Histologiquement, les lésions sont, à cette période, celles de la congestion simple : les vaisseaux sanguins sont distendus par le sang, on voit même, par places, de petites hémorragies capillaires. Les cellules de l'épithélium alvéolaire sont tuméfiées, granuleuses, infiltrées d'hémoglobine : dès cette période, on trouve, dans les alvéoles, des blocs fibrineux; la cavité est, en outre, distendue par des leucocytes et des globules rouges. Les pneumocoques sont déjà très abondants dans l'exsudat.

2° Période d'hépatisation rouge. — Le bloc de tissu malade présente l'aspect d'un morceau de tissu hépatique; il est rouge uniforme, homogène, ne crépite plus sous le doigt; la surface de section est sèche, ne laissant couler que du sang, grenue, surtout lorsqu'on déchire, entre les doigts, le tissu; ces petites granulations ne sont autres que les moules fibrineux qui remplissent les alvéoles. Projeté dans l'eau, le tissu hépatisé plonge franchement au fond.

Histologiquement, l'hépatisation rouge est caractérisée par la présence, dans la cavité des alvéoles et des petites bronches, de moules fibrineux, qui les remplissent exactement. Les mailles du réticulum fibrineux englobent de nombreux leucocytes, des hématies, et des cellules épithéliales : l'épithélium alvéolaire apparaît complètement desquamé. Le tissu conjonctif est peu altéré; par contre, les lymphatiques sont absolument bourrés par les mêmes éléments qui distendent les alvéoles.

Lorsque la maladie se termine par la résolution, le bloc hépatisé prend, par places, une teinte jaunâtre perd son aspect granité à la coupe, qui est lisse, homogène; à la pression, sourd, des alvéoles et des bronchioles, un liquide jaunâtre, spumeux. Histologiquement, on voit que l'exsudat fibrineux compacte de la période d'hépatisation rouge est remplacé par un liquide œdémateux, contenant de nombreuses granulations, dues à la segmentation des filaments de fibrine; ces granulations ressemblent comme aspect à des granulations graisseuses, mais ne sont pas colorées en noir par l'acide osmique. Dans le liquide nagent des hématies, des leucocytes chargés de débris granuleux, des macrophages, des cellules de l'épithélium alvéolaire, tuméfiées, enfin des pigments divers.

Le contenu des alvéoles disparaît rapidement; comme, d'autre part, les crachats ne contiennent que peu d'éléments figurés, il est probable que la résorption se fait par les lymphatiques, que l'on trouve, en effet, bourrés de tous les éléments qui existent dans les alvéoles. La résorption se fait peut-être aussi par voie sanguine.

3° Période d'hépatisation grise. — Le tissu pulmonaire est mou, bigarré de traînées grisâtres, diffluentes; la pression fait sourdre un pus abondant. Histologiquement, on constate, dans les alvéoles, la présence de nombreux globules de pus. Les cloisons conjonctives demeurent peu lésées.

Parmi les lésions des autres organes, nous signalerons seulement l'engorgement des ganglions trachéo-bronchiques, pendant la période d'état, l'épaississement du sang, qui offre tous les caractères du « sang phlegmasique ». La fibrine y est très augmentée, ainsi qu'on peut s'en assurer, en étudiant, au microscope, la formation du réticulum fibrineux, à l'aide d'une goutte de sang, déposée dans la cellule à rigole de Hayem.

Traitement. — On ne saurait, à l'heure actuelle, parler de juguler la pneumonie, dont aucune médication n'a encore pu abréger la durée; d'ailleurs, il faut bien savoir que la terminaison naturelle de la pneumonie est la guérison; les malades qui en meurent ne succombent que très exceptionnellement à l'asphyxie causée par les lésions pulmonaires; d'ordinaire ils succombent à l'adynamie, à l'insuffisance cardiaque ou rénale.

Le médecin devra donc se borner à prescrire une hygiène et une alimentation convenables. Nous n'insisterons pas, renvoyant au traitement de la broncho-pneumonie pour les détails;

La médication doit remplir trois indications principales : combattre l'élément congestif, tonifier l'état général, enfin, soutenir le cœur.

1° On combattra la *congestion* par les mêmes moyens que dans la broncho-pneumonie : ventouses sèches et scarifiées; ces dernières, appliquées au niveau du point de côté, atténueront la douleur.

La dyspnée sera modérée par des enveloppements froids du thorax.

Enfin, on a proposé la *saignée générale*, comme déplétif et décongestionnant; il faut limiter son emploi aux cas où elle est réellement indiquée, c'est-à-dire chez les individus pléthoriques; elle peut, alors, rendre de grands services.

2° *Pour tonifier l'état général*, et, 3° *pour soutenir le cœur*, on emploiera les divers moyens que nous avons indiqués, à propos de la broncho-pneumonie, en particulier *les bains*, toutes les fois qu'ils sont indiqués, c'est-à-dire, surtout chez les adultes, sans tares organiques; il faut s'en défier énormément chez les vieillards débilités et artério-scléreux, dont le cœur et le rein ne fonctionnent pas très bien; il faut, en particulier, redouter chez ces malades l'apparition de brusques poussées de congestion pulmonaire dans le bain.

Signalons, en particulier, l'heureux effet de deux médicaments, la *quinine* et la *digitale*.

La quinine (sulfate de quinine 1 gr. à 1 gr. 50 par jour, pour un adulte) agit comme tonique général, et, en particulier, comme tonique du système nerveux.

La *digitale* peut être considérée comme une véritable « médication offensive de la pneumonie », suivant l'expression de M. Talamon : dès le lendemain de son administration, le malade se trouve bien, la température s'abaisse, la diurèse ne tarde pas à s'établir, enfin, le pouls se ralentit. On donne habituellement soit 1 milligramme de digitaline cristallisée (Landouzy), soit de 1 à 3 gr. de poudre de feuilles de digitale, en une journée, et pour un adulte. Petrescu, de Bucarest, a donné jusqu'à 12 gr. de poudre de feuilles de digitale à des soldats, et en a retiré de bons effets. L'emploi de la digitale doit être continué jusqu'à la défervescence, en surveillant son action. Il faudra cesser son emploi, si le pouls se ralentit trop ou devient irrégulier. La digitale est contre-indiquée chez les vieillards, à cœur scléreux; la digitale et la quinine doivent être sobrement administrées chez les femmes enceintes, à cause du danger d'avortement qu'entraînent les fortes doses.

Lorsque la digitale est contre-indiquée, on aura recours aux autres toniques du cœur (caféine, spartéine), qui sont loin d'avoir la même action sur la fièvre et la dyspnée, si bien que M. Landouzy émet l'hypothèse que peut-être la digitale est douée d'une action neutralisante sur les toxines du pneumocoque.

Lorsque le délire est trop intense, on le modérera par l'emploi du chloral et de ses dérivés (sulfonal, trional) à doses aussi faibles que possible.

CHAPITRE II

CONGESTION ET ŒDÈME DU POUMON

Nous réunissons, dans un même chapitre, la congestion et l'œdème du poumon, parce que, dans les cas chroniques, dus à la stase pulmonaire, ils coexistent toujours; dans nombre de cas aigus, il en est de même; il est, d'ailleurs, bien difficile, en clinique, de faire la part de l'une et de l'autre lésion.

La congestion et l'œdème peuvent être aigus ou chroniques, mais la distinction en congestion et œdèmes actifs, sans obstacle à la circulation, et en congestion et œdèmes passifs, liés à le stase sanguine dans la petite circulation, nous semble avoir une telle importance que nous la prendrons comme base de notre description.

I. — CONGESTION ET ŒDÈME ACTIFS

Symptômes et Diagnostic. — I. Congestion. — Nous prendrons comme types les congestions pulmonaires aiguës primitives, qui, pour beaucoup d'auteurs, représentent des formes atténuées de la pneumonie. On en distingue 4 types principaux : la *maladie de Wiollez*, la *pneumonie congestive de Potain*, la *fluxion de poitrine de M. Dieulafoy*, la *splénopneumonie de M. Grancher*.

1° **Maladie de Woillez.** — Elle éclate à l'occasion d'un refroidissement brusque, mais, particulièrement, à la suite d'une chute dans l'eau glacée; on l'a vue survenir après l'ingestion de boissons trop froides. Quelques heures seulement après le refroidissement, le malade est, tout à coup, secoué de frissons violents; la fièvre se déclare et atteint, d'emblée, 39 ou 40° : la toux s'éveille, incessante, pénible, quinteuse, accompagnée d'une expectoration muqueuse abondante: la dyspnée devient considérable; enfin, on note de l'anorexie avec soif, constipation, les urines sont rares, modifiées dans le même sens que dans la pneumonie véritable.

L'examen du thorax montre, du côté malade, une ampliation exagérée du thorax, que la mensuration fixe de 2 à 4 centimètres; les vibrations vocales sont conservées ou diminuées au palper : la percussion montre, dans la moitié ou le tiers inférieur du poumon, une submatité plus ou moins nettement accusée, mais, en tous cas, mal limitée : le reste du poumon est plutôt tympanisé. L'auscultation dénote un *affaiblissement plus ou moins considérable, du murmure vésiculaire;* c'est le seul signe qui soit absolument constant, et qui appartienne, en propre, à la congestion. D'ordinaire, on constate, en outre, les signes suivants : l'expiration est prolongée, et peut devenir soufflante : le souffle, toujours limité à l'expiration, est diffus, mal limité; il est doux, de tonalité élevée « *en é* »; enfin, on entend, souvent, des râles crépitants ou sous-crépitants, fins, moins abondants que dans la pneumonie véritable. L'auscultation de la voix montre l'existence de broncho-phonie, dans un certain nombre de cas.

Les signes physiques ont pour grand caractère leur extrême variabilité : ils se modifient d'un jour à l'autre, souvent, même, dans le cours de la même journée. La fin de la maladie est annoncée, au bout de 4 ou 5 jours, par une brusque défervescence; le tracé thermique, qui était représenté par une ligne à peu près horizontale, vers 39 ou 40°, avec, à peine une légère rémission matinale, retombe tout à coup à 37°; cette défervescence est précédée des mêmes signes critiques qui marquent la fin d'une pneumonie : expectoration et sueurs abondantes, urines abondantes et de toxicité élevée. Après la défervescence, le souffle disparaît au bout de quelques jours, la submatité et l'affaiblissement du murmure vésiculaire mettent plusieurs semaines à disparaître; la guérison est la règle, mais le malade reste exposé à de fréquentes rechutes ou récidives. Il faut, cependant, savoir, que, parfois, la maladie, qui semblait devoir être une simple congestion, peut se terminer comme une pneumonie véritable.

Quelquefois, enfin, la congestion est brusquement généralisée aux deux poumons (coup de sang des ivrognes); la mort peut, alors, survenir en quelques heures.

Il est facile de distinguer la maladie de Woillez d'avec la *pleurésie*; les signes sont ceux d'une *pneumonie* au début, mais le frisson est moins intense, le faciès pneumonique manque, et, surtout, les signes de l'hépatisation rouge font défaut. La *broncho-pneumonie* peut débuter comme une simple congestion; le diagnostic se fera par l'apparition, les jours suivants, de foyers de broncho-pneumonie véritable, avec souffle et râles plus intenses et plus fixes que ceux de la congestion simple.

2° **Pneumonie congestive** (Potain). — Elle débute par un point de côté médiocre, puis survient de la toux, avec une expectoration gommeuse abondante, ressemblant à du blanc d'œuf battu : l'examen du thorax montre de la submatité avec, d'emblée, un souffle expiratoire précoce, qui apparaît avant les râles, et dure autant que la maladie; les râles sont plus humides que dans la pneumonie fibrineuse véritable.

L'évolution est acyclique, et des plus variables. Tantôt, la pneumonie congestive ne dure que quelques jours; d'autres fois, *elle est associée à la pleurésie*. Pendant les premiers jours, on entend, à l'auscultation, entre les signes que nous venons d'énumérer, des froissements pleuraux, plus fins, plus réguliers et plus superficiels que les râles crépitants, puis, aux signes de pneumonie congestive, s'ajoutent ceux d'un épanchement séro-fibrineux (souffle aigu, matité limitée par la courbe de Damoiseau), qui, en 24 ou 48 heures, remonte très haut; puis, les signes évoluent avec une variabilité extrême; d'un jour à l'autre, un épanchement, qui semblait considérable, se réduit presque à rien; c'est que le poumon, congestionné, plongeait dans le liquide, qui remontait très haut, en lame mince; que la congestion vienne à disparaître brusquement, et les signes de l'épanchement, minime en réalité, se réduiront à ses justes proportions (*pleurésie à bascule*).

Enfin, la pneumonie congestive de Potain peut coexister avec la pneumonie séro-fibrineuse ordinaire. Autour d'un foyer d'hépatisation lobaire, on constate les signes d'une congestion plus ou moins étendue; l'expectoration est gommeuse, avec quelques crachats rouillés. La congestion, ainsi surajoutée à la pneumonie, est d'un mauvais augure : elle aide à la diffusion de la pneumonie, qui prend volontiers une allure traînante et envahissante

3° **Fluxion de poitrine** (Dieulafoy). — Les signes sont ceux de la pneumonie congestive de Potain, mais en même temps tous les autres plans du thorax sont pris ; on constate des douleurs musculaires, avec ou sans hyperesthésie cutanée, de la pleurite ou de la pleurésie, enfin, des signes de bronchite.

4° **Spléno-pneumonie** (Grancher). — C'est une maladie qui occupe l'intermédiaire entre la congestion et la pneumonie véritable et donne les signes d'une pleurésie séro-fibrineuse, à grand épanchement.

Le *début* est moins brusque que dans la pneumonie ; le malade a plusieurs frissonnements, ressent un point de côté intense ; la toux est plus intense que dans la maladie de Woillez, et ressemble davantage à celle de la pleurésie : la dyspnée est assez intense ; l'expectoration nulle, gommeuse ou purulente. Souvent, la température atteint 40°.

Les *signes physiques* sont, dans une première période, rarement observée, ceux de la congestion simple : diminution du murmure vésiculaire, souffle léger, dans une grande étendue du poumon, avec, à la base, quelques crépitations fines. Mais, rapidement, les signes deviennent ceux d'un épanchement considérable ; l'inspection montre l'agrandissement de tout un côté du thorax, mais, signe important, le sternum n'est pas dévié, comme dans la pleurésie (*signe du cordeau de Pitres*). Au palper, les vibrations vocales sont complètement abolies ; la percussion décèle une matité, qui ne se termine pas brusquement en haut, comme celle de la pleurésie, mais disparaît graduellement. L'auscultation montre l'abolition complète du murmure vésiculaire, que remplace un souffle expiratoire, aigre doux, lointain, voilé, comme celui de la pleurésie, mais qui s'entend bien, non pas seulement vers le hile, mais dans une grande étendue du poumon (Méry). L'auscultation de la voix révèle l'existence de l'égophonie et même de la pectoriloquie aphone. Enfin, signe distinctif qu'il faut toujours rechercher, parfois, une secousse de toux provoque, à la fin de l'inspiration, une bouffée de crépitations fines, éclatant sous l'oreille, et dont la constatation exclut l'épanchement pleural. La spléno-pneumonie siégeant, le plus souvent, à gauche, on pourra constater d'autres différences d'avec la pleurésie; l'espace de Traube demeure sonore, le cœur n'est guère refoulé en dedans; enfin, dans les cas douteux, le diagnostic se fera aisément, grâce à une ponction exploratrice.

La marche est, d'ordinaire, subaiguë. La dyspnée et le point de côté persistent pendant 6 à 8 jours; les signes physiques se maintiennent pendant 15 jours environ, puis, disparaissent peu à peu; il faut de 4 à 5 semaines pour que la guérison soit complète (Grancher). Quant à la fièvre, elle présente des rémissions matinales, qui, au bout de quelques jours, s'accusent chaque matin davantage, pendant que l'ascension vespérale est de moins en moins élevée. L'apyrexie est à peu près complète, au bout de 15 jours à 3 semaines, sauf lorsque la spléno-pneumonie est de nature tuberculeuse, ce qu'on doit craindre toutes les fois que la maladie prend une allure traînante et se prolonge pendant plusieurs mois. A part ces cas, la spléno-pneumonie est d'un pronostic bénin, la guérison est la règle.

II. Œdème. — Prenons comme type l'œdème aigu du poumon chez un brightique. Brusquement, sans prodrômes, le malade est pris de picotements à la gorge, et éprouve une dyspnée rapidement asphyxiante, avec angoisse, sueurs, algidité périphérique, et, souvent, de la cyanose. Bientôt, s'éveille une toux quinteuse, accompagnée d'une expectoration muqueuse très abondante : en quelques heures, le malade remplit des crachoirs d'un liquide spumeux, blanc, riche en albumine (bronchite albuminurique de Lasègue). L'examen du thorax montre, dans toute la hauteur des deux poumons, une pluie de râles fins ; la sonorité peut être exagérée, ce qui est attribuable à la production d'un emphysème aigu (Huchard). La température peut atteindre 39° et 40°.

L'œdème peut être suraigu, et foudroyer le malade, qui meurt en quelques minutes, asphyxié ; ces cas simuleraient une crise d'*angor pectoris*, si on ne voyait mousser aux lèvres une écume abondante ; ordinairement, il y a plusieurs poussées successives d'œdème, se répétant pendant un à quatre jours. M. Huchard distingue deux périodes dans l'évolution de l'œdème : la première est caractérisée par la dyspnée et l'hypertension artérielle ; dans la seconde (qui existe d'emblée dans la forme bronchoplégique), on observe de l'hypotension artérielle dans la grande circulation, tandis que la tension demeure exagérée dans la petite.

L'œdème aigu du poumon ressemble à l'*asthme* par la brusquerie des accès, qui se répètent à intervalles variables; nous verrons ailleurs quels sont les éléments du diagnostic.

Il faut enfin éviter de confondre un accès d'œdème avec les *crises de suffocation* qu'on observe au cours de la *granulie:* la brusquerie du début et l'intensité de la dyspnée pourraient faire songer à l'*embolie pulmonaire*, ce sont là les seuls signes communs.

Anatomie pathologique. — La *congestion* est caractérisée par la distension des vaisseaux sanguins du poumon, qui apparaissent gorgés de sang, faisant saillie dans les alvéoles ; d'ordinaire, il y a, en même temps, de la diapédèse et tout au moins un léger degré d'œdème. *L'œdème* est caractérisé par la transsudation, hors des vaisseaux sanguins, de la partie liquide, non coagulable, du plasma sanguin ; ce liquide infiltre le parenchyme pulmonaire, et transsude dans les alvéoles, en faisant souvent éclater leurs parois.

Même à l'autopsie, la distinction est facile : le poumon congestionné apparaît, sur une large étendue, uniformément rouge, violacé : le tissu est mou, crépite mal sous la pression du doigt ; la surface de section est lisse, et non granuleuse comme celle d'un bloc hépatisé ; il s'en écoule une grande quantité de sang : un fragment de poumon congestionné flotte à la surface de l'eau.

Tout autre est l'aspect du poumon œdématié ; l'organe est volumineux, mais le doigt y marque son empreinte ; sa couleur est pâle, car le liquide infiltré dans le tissu pulmonaire a vidé, par compression, les vaisseaux sanguins, comme on peut s'en rendre compte au microscope : à la coupe, il s'écoule des flots de sérosité.

Nous n'insisterons pas sur les lésions de la spléno-pneumonie ; l'aspect du poumon splénisé est analogue à celui du parenchyme splénique ; les lésions histologiques sont celles de l'engouement.

Etiologie. Pathogénie. — Il est évident que la congestion et l'œdème relèvent, comme cause immédiate, de troubles vaso-moteurs, mais quelle en est l'origine?

La *congestion* s'observe dans nombre de maladies infectieuses, fièvre typhoïde, grippe, rougeole, coqueluche ; on sait quelle est sa fréquence au cours des diverses infections aiguës de l'appareil respiratoire ; nous verrons plus loin quelle est son importance et sa fréquence dans la tuberculose pulmonaire. Dans tous ces cas, son *origine infectieuse* semble évidente ;

il en est de même pour les congestions primitives que nous venons de décrire; constamment, on trouve dans le poumon des microbes, le pneumocoque, ordinairement, moins souvent le streptocoque ou le staphylocoque.

D'autres fois, la congestion semble bien être d'*origine nerveuse*, telles, par exemple, les congestions réflexes, signalées par Potain, celles des hystériques, etc. On ne sait s'il faut en rapprocher les poussées de congestion qu'on observe dans certaines dyscrasies, telles que l'arthritisme, ou au cours de la grossesse. Celles qu'on a signalées dans l'étranglement interne, ou au cours de brûlures cutanées, ont une origine encore mal élucidée. Enfin, la congestion aiguë ou chronique s'observe à la suite de lésions du système nerveux central, telles que l'hémiplégie.

Les poussées de congestion et d'œdème, que l'on observe, parfois, après l'évacuation trop rapide et trop complète, par thoracentèse, d'un épanchement pleural abondant, semblent bien dues à l'action mécanique du vide, et au brusque afflux de sang dans un poumon longtemps comprimé (congestion *ex vacuo*).

L'*œdème* est, parfois, manifestement d'*origine nerveuse;* MM. Hanot et Lévi l'ont observé dans l'hystérie. L'œdème aigu appartient spécialement aux brightiques (Dieulafoy); il apparaît chez des sujets présentant seulement les petits signes du mal de Bright et représente une cause fréquente de mort subite (Brouardel); peut-être est-il attribuable aux toxines vaso-dilatatrices, que M. Bouchard a signalées dans l'urine des malades atteints de néphrite chronique.

M. Huchard l'attribue à l'*aortite chronique;* pour lui, l'irritation des nerfs périaortiques suffirait à déterminer le réflexe d'où résulte l'œdème;

mais il est avéré que bien des sujets morts d'œdème aigu n'avaient aucune lésion aortique (Dieulafoy, Brouardel).

Traitement. — Le même traitement est applicable à la congestion et à l'œdème actifs.

Dans les cas subaigus, on peut se contenter de la révulsion par les ventouses sèches ou scarifiées.

Dans les cas aigus, il faut pratiquer une copieuse saignée, qui seule peut sauver les malades.

Le premier danger passé, on traitera la cause.

Lorsqu'il est nécessaire de tonifier le cœur, il faut s'adresser à la spartéine, à la strychnine, à l'huile camphrée, plutôt qu'à la caféine et à la digitale, qui entravent les fonctions urinaires.

II. — CONGESTION ET ŒDÈME PASSIFS

Au cours des stases sanguines dans la circulation pulmonaire, on observe, à la fois, de la congestion et de l'œdème chroniques des poumons : la congestion est, tout d'abord, dominante, puis l'œdème est prépondérant ; l'aboutissant est la sclérose pulmonaire. De semblables lésions s'observent, surtout au cours des cardiopathies chroniques, atteignant l'orifice mitral ; on les observe aussi au cours des néphrites chroniques.

Anatomie pathologique. — Tout d'abord, les lésions occupent les deux bases des poumons, et y demeurent toujours prédominantes. On y observe d'abord une congestion intense, puis le parenchyme pulmonaire s'indure, devient semblable à de la chair musculaire, crépite mal, et surnage imparfaitement dans l'eau (carnification); à ces lésions se mêlent celles de l'œdème; l'organe est tuméfié, de consistance mollasse; le doigt y laisse son empreinte;

à la coupe, il s'écoule une sérosité abondante. Enfin, lorsque l'organe est envahi par la sclérose, celle-ci le sillonne de larges travers grisâtres, qui rendent plus apparente la lobulation ; des lésions de sclérose analogue entourent les vaisseaux pulmonaires.

Histologiquement, les lésions sont les suivantes ; les capillaires sont distendus par le sang; les cellules épithéliales, tuméfiées, distendues, vésiculeuses ou granuleuses, chargées d'hémoglobine, quelques-unes, chargées de pigment sanguin, se retrouvent avec des globules rouges et blancs dans l'intérieur des alvéoles; on peut y trouver quelques fibrilles de fibrine. Le liquide qui constitue l'œdème transsude dans les alvéoles, et dans le tissu conjonctif périvasculaire, qui tend à revenir à l'état embryonnaire. Bientôt, l'œdème simple s'accompagne de diapédèse : les globules rouges transsudent, à leur tour, hors des vaisseaux sanguins; la sclérose apparaît enfin, et s'accompagne d'artérite et de phlébite des vaisseaux pulmonaires.

Symptômes. — En cas de cardiopathie mitrale, le premier signe est une *dyspnée*, qui, se produisant, d'abord, à l'occasion d'efforts de moins en moins considérables, finit par se produire en dehors de tout effort, après les repas, ou, par crises, survenant la nuit. La toux et l'expectoration sont variables.

L'examen du thorax montre, aux deux bases, de la submatité, avec affaiblissement du murmure vésiculaire, et râles sous-crépitants à bulles assez grosses; on peut entendre un souffle léger, surtout en cas de poussée subaiguë.

Chez les aortiques et les rénaux, les accidents se rapprochent davantage de ceux de l'œdème subaigu et éclatent par crises paroxystiques, durant quelques heures et se répétant à intervalles des plus variables.

Traitement. — Il est le même que dans la congestion et l'œdème aigus ; mais ici il faudra surtout s'occuper de l'affection causale. (1)

(1) Voy. Paul Lefert, *Aide-Memoire des Maladies du Cœur.*

CHAPITRE III

EMBOLIE ET APOPLEXIE PULMONAIRE

Définition. — L'*apoplexie* est l'épanchement d'une certaine quantité de sang dans le parenchyme pulmonaire. Encore faut-il que l'épanchement atteigne une certaine importance; les hémorragies capillaires ne sont pas des apoplexies non plus que les ecchymoses sous-pleurales, qu'on observe au cours de beaucoup de maladies infectieuses.

L'*embolie* est la cause la plus fréquente de l'apoplexie; c'est l'obstruction brusque d'un vaisseau sanguin, par un corps étranger apporté par le torrent circulatoire. Plus rarement, l'apoplexie résulte d'une *thrombose*, ou obturation d'un vaisseau par formation, *sur place*, d'une coagulation sanguine.

Etiologie. Pathogénie. — I. Embolie. — Elle peut venir : du cœur gauche, de la grande circulation, ou de l'artère pulmonaire.

1° Embolie venant du cœur gauche. — On sait combien sont fréquentes, au cours des valvulites chroniques atteignant l'orifice mitral, les coagulations sanguines, dans l'oreillette et particulièrement dans l'auricule gauche. Elles se forment grâce à la stase sanguine, et à la dilatation de ces cavités, et se détachent, parfois, sous l'influence d'un simple mouvement, où même l'embolie peut se produire pendant le sommeil. Potain a signalé la néfaste influence que peut avoir l'administration intempestive de la digitale, à trop hautes doses; en augmentant brusquement l'énergie des contractions cardiaques, elle peut déterminer l'embolie. L'apoplexie pulmonaire fait partie des accidents gravido-cardiaques du rétrécissement mitral.

2° **Embolie venant de la grande circulation.** — La cause la plus fréquente est la *phlegmatia alba dolens;* l'embolie est surtout à craindre au début de l'affection, dans les trois ou quatre semaines qui suivent l'accouchement; le moindre mouvement peut, alors, suffire pour détacher le caillot encore peu adhérent dans la veine malade. Plus rarement, l'embolie a pour origine les coagulations sanguines qui peuvent se former en différents points, au cours de varices, de phlébite, d'une thrombose viscérale (utérus).

3° **Embolie venant de l'artère pulmonaire.** — Ce sont les plus rares; elles peuvent être dues à l'athérome, à la stéatose, ou à la dégénérescence amyloïde de l'artère ou d'une de ses branches de bifurcation.

Cette énumération des causes d'embolie ne comprend pas les *petites embolies multiples*, qui donnent lieu à des accidents spéciaux, différents de l'apoplexie. On a signalé, par exemple, des *embolies graisseuses*, dues à l'entrée, dans le sang, de particules graisseuses, à la suite de fractures, avec traumatisme de la moelle osseuse. La graisse vient de la moelle osseuse; la pénétration dans les vaisseaux sanguins est favorisée par l'hémorragie, qui augmente la pression *intra-médullaire*. De semblables accidents se produisent également dans plusieurs maladies, parmi lesquelles le diabète. Les gouttes de graisse produisent des embolies pulmonaires multiples; on les retrouve, grâce à l'acide osmique, dans les petits vaisseaux du poumon. Les accidents, sont, en pareil cas, ceux de l'œdème aigu du poumon ; la mort survient d'emblée, ou bien, au bout de quelques jours, à la suite de crises répétées d'asphyxie ; enfin, le malade peut guérir, la graisse s'éliminant par les reins, où l'on peut aisément déceler sa présence. On le voit, ces accidents ne ressemblent guère à ceux de l'apoplexie pulmonaire.

L'entrée de l'air dans les veines, au cours d'une opération chirurgicale, peut produire des *embolies gazeuses* multiples ; les malades présentent de l'asphyxie, et des accidents qui rappellent singulièrement ceux de la septicémie.

Nous ne ferons que signaler les embolies multiples, qui peuvent se produire au cours de nombreuses maladies infectieuses ; telles, des embolies septiques de l'endocardite ulcéreuse, des petites embolies hématiques ou microbiennes. Enfin, la pénétration dans les vaisseaux du poumon, de parasites (hydatides), de cellules cancéreuses, etc..., provoque des accidents absolument différents de l'apoplexie.

II. Thrombose. — Souvent, on a démontré l'intégrité du cœur gauche et du système veineux, dans l'apoplexie pulmonaire. M. Letulle pense que la thrombo-arthérite aiguë de l'artère pulmonaire et de ses branches doit être souvent invoquée dans la pathogénie des infarctus, à l'exclusion des embolies.

M. Duguet distingue quatre ordres de causes de l'apoplexie : 1° variation de tension dans les vaisseaux pulmonaires ; 2° altération du sang ; 3° altération des vaisseaux ; 4° action nerveuse ; ces quatre facteurs peuvent, seuls ou associés, produire l'apoplexie, en dehors de toute embolie.

La simple congestion due à une variation subite de tension dans les vaisseaux pulmonaires (insolation, refroidissement, brûlures étendues, congestion de l'ivresse) peut suffire pour produire l'apoplexie.

Les infections (variole, choléra, grippe, diphtérie,

streptococcies), les intoxications (arsenic, phosphore, absinthe) provoquent des congestions et lèsent le sang et les vaisseaux ; il en est de même pour les dyscrasies (albuminurie, diabète, leucémie, scorbut). L'apoplexie pulmonaire est fréquente, au cours des lésions du système nerveux central (hémorragies, ramollissement, paralysie générale). Enfin, certaines lésions (athérome, dégénérescence amyloïde, cancer, gangrène, kystes hydatiques), atteignent directement les parois vasculaires et prédisposent ainsi aux hémorragies.

Anatomie pathologique. — *A l'autopsie*, on trouve, parfois, un vaste foyer hémorragique, de forme irrégulière ; le sang peut s'épancher, en partie, dans la plèvre déchirée ; ou bien, il se forme, autour d'un anévrysme, d'une caverne, une poche hématique, limitée par des tissus chroniquement enflammés. Mais lorsque l'apoplexie est le résultat d'une embolie, son aspect est caractéristique ; on trouve, surtout à la partie postéro-externe du poumon droit, un ou plusieurs foyers, de grandeur variable, suivant le calibre du vaisseau où s'est arrêté l'embolus ; leur forme est pyramidale, à base tournée vers la plèvre, le sommet regardant vers le hile. Le foyer apoplectique est constitué par un tissu rouge et mou, les premiers jours ; rapidement, il devient absolument noir (couleur de truffe), et acquiert une consistance bien supérieure à celle des tissus voisins. A la coupe, ce tissu apparaît de couleur partout homogène, mais avec un aspect grenu, comme dans la pneumonie ; cet aspect est dû à ce que les alvéoles sont absolument distendues par le sang qui s'y est épanché. En ouvrant les vaisseaux sanguins depuis le hile, et en sectionnant longitudinalement ceux qui se dirigent vers le foyer, on arrive à voir qu'au sommet du foyer se trouve un vaisseau sanguin, dans lequel on peut retrouver l'embolus, tranchant, par sa couleur blanchâtre, sur les caillots cruoriques qui l'entourent.

L'apoplexie due à la simple congestion pulmonaire présente des caractères un peu différents; les foyers, ordinairement moins considérables, ont une forme moins régulière, leurs bords sont limités par les contours des alvéoles sains du voisinage, ce qui leur donne une forme festonnée (Renaut).

Histologiquement, on constate que le parenchyme et les alvéoles sont absolument distendus par le sang, avec, au début, un réticulum fibrineux qui disparaît vite. Autour du foyer, on trouve une zone de congestion avec œdème; les lésions peuvent aller jusqu'à l'hépatisation. Les polynucléaires apparaissent lorsque commence la résorption; les crachats contiennent, alors, de grandes cellules chargées de pigment sanguin, et analogues à celles qu'on trouve chez les cardiaques dans la « pneumonie brune ».

L'*évolution des lésions* est variable. Tantôt, on observe la ***restitutio ad integrum;*** plus souvent, le sang est résorbé, et l'ancien foyer se transforme en un foyer de pneumonie chronique, aboutissant à la sclérose. Enfin, on peut observer la suppuration et la gangrène.

Physiologie pathologique. — On a proposé plusieurs interprétations concernant la manière dont se fait l'hémorragie, en cas d'embolie. Rokitansky, Virchow, Rindfleisch invoquaient la *fluxion collatérale*, c'est-à-dire l'exagération de tension, aux confins du territoire embolisé. Aujourd'hui, on sait que l'hémorragie se produit 48 heures après l'embolie; deux opinions sont en présence : MM. Ranvier et Duguet, attribuent l'hémorragie à l'inflammation et à la dégénérescence des parois de l'artériole oblitérée, en deçà de l'embolus : Cohnheim pense que le sang reflue, par les capillaires, dans les vaisseaux du territoire embolisé ; ceux-ci, mal nourris, s'altèrent rapidement, et se rompent, d'où l'hémorragie.

Symptômes. — I. Symptômes fonctionnels. — Prenons comme type l'apoplexie pulmonaire d'un malade atteint de rétrécissement mitral. Au cours d'une poussée congestive, à l'occasion d'un mouvement, d'un effort, le malade éprouve tout à coup un violent point de côté, avec une dyspnée intense; puis, il se met à cracher du sang : nous ne reviendrons pas sur les caractères du « crachat hémoptoïque », que nous avons décrits en traitant de l'hémoptysie (v. p. 23) ; ces caractères sont, avons-nous dit, pathognomoniques.

II. Signes physiques. — Bien souvent, le crachat hémoptoïque est le seul signe de certitude ; l'auscultation ne permet pas de reconnaître l'infarctus, lorsqu'il est petit ou central ; il est alors masqué par la congestion et la bronchite concomitantes. Mais, en cas de gros infarctus superficiel, on trouve les signes décrits par Laënnec ; au point douloureux, est une plaque de matité; les vibrations vocales sont abolies, ainsi que le murmure vésiculaire, que remplace un souffle tubaire, autour du foyer, on entend des râles crépitants ou sous-crépitants, suivant que l'inflammation est plus ou moins intense, autour du foyer.

Evolution. — Elle est parfois foudroyante; les signes débutent par un véritable ictus; le malade succombe d'emblée, ou est emporté, en quelques heures, par les progrès de l'asphyxie. On peut observer des poussées successives, dues à la production d'infarctus multiples. Lorsque la maladie se termine par la guérison, celle-ci est très lente à se faire ; la dyspnée persiste pendant un nombre variable de jours ou de semaines, puis finit par s'atténuer ; les hémoptysies se répètent journellement pendant au moins trois semaines (Grisolle). Souvent, la guérison est entravée par des poussées nouvelles. Enfin, l'infarctus peut s'infecter ; l'infection est annoncée par de la fièvre avec tachycardie, et l'ensemble des symptômes qui annoncent, d'ordinaire, l'éclosion d'une infection ; localement, on voit, peu à peu, apparaître les signes d'une caverne pulmonaire ; le foyer d'apoplexie s'est transformé en un *abcès du poumon*, qui, lui-même, peut se gangrener. On peut observer les diverses formes de la *pleurésie*.

Pronostic. — Il peut donc être fort grave ; au contraire, l'apoplexie n'est, d'autres fois, qu'un incident de peu d'importance, mais toujours fâcheux, à cause de la fréquence des récidives, et parce que l'apoplexie indique la gravité de l'affection causale.

Diagnostic. — Il est facile, lorsque le tableau symptomatique est au complet ; le principal élément de diagnostic est l'hémoptysie. Nous renvoyons donc au chapitre de l'hémoptysie pour les détails. Rappelons seulement que, dans le rétrécissement mitral, on peut observer soit l'apoplexie, soit la tuberculose : les caractères du sang rejeté ont donc une grande importance.

On ne saurait confondre l'apoplexie avec la *pneumonie* et la *pleurésie :* la brusquerie du début et le fait que la dyspnée atteint d'emblée son maximum suffiraient à faire la distinction, même si on n'avait pas la notion des hémoptysies. Les signes physiques se distinguent de ceux de la pneumonie, principalement par la rapidité de leur apparition, et par leur fixité.

Le diagnostic peut être difficile, lorsqu'on se trouve en présence de la *forme latente*, qui peut n'être reconnue qu'à l'autopsie ; au cours de la forme hémorragique des grandes pyrexies, l'hémoptysie due à l'apoplexie peut être méconnue. Chez l'enfant, où l'hémoptysie manque souvent, la ressemblance avec la pneumonie est bien plus marquée. Chez le vieillard, principalement, l'apoplexie peut se compliquer de pleurésie, qui vient, alors, la masquer, plus ou moins complètement.

Traitement. — Il est surtout prophylactique; il faut appliquer le traitement des affections valvulaires chroniques (1).

Une fois l'apoplexie produite, le meilleur traitement à lui opposer est la saignée immédiate.

La douleur sera atténuée par l'application de ventouses scarifiées et l'emploi de la morphine; les hémoptysies seront combattues par le repos et les hémostatiques (V. *Hémoptysies*, p. 25).

En cas d'infection, le traitement est celui de l'abcès du poumon.

(1) Voyez Lefert, *Aide-Mémoire des Maladies du cœur*.

CHAPITRE IV

ABCÈS ET GANGRÈNE DU POUMON

I. — ABCÈS

Toujours consécutif à une pneumonie ou à une broncho-pneumonie, etc., l'abcès du poumon peut survenir à la suite d'un *traumatisme*, d'une *infection de voisinage ou propagée par voie lymphatique*, enfin, d'une *infection générale*. On l'observe surtout chez les débilités, principalement chez les sujets dont les poumons étaient déjà malades antérieurement.

Anatomie pathologique et Pathogénie. — L'aspect des lésions varie suivant la cause de l'abcès :

1° Dans les *infections aiguës du poumon*, les caractères de l'abcès sont subordonnés à la localisation et à l'intensité de l'inflammation. Nous connaissons déjà les petits abcès multiples qui forment les *grains jaunes de la broncho-pneumonie* ; nous savons quels microbes on y rencontre. Dans la *pneumonie franche aiguë*, on observe rarement la formation d'abcès véritables, même en cas d'hépatisation grise : on peut, cependant, observer, au sein du foyer hépatisé, l'apparition de un ou plusieurs petits foyers de suppuration, qui peuvent, par confluence, donner naissance à des excavations, en général peu considérables, de forme irrégulière, pleines d'un pus phlegmoneux, dans lequel on trouve, ordinairement, les pyogènes ordinaires (streptocoques, staphylocoques) associés au pneumocoque ; ce dernier peut, cependant, être pyogène, par lui-même. La paroi est limitée par une membrane pyogène ; lorsque la cicatrisation se fait, il reste un foyer de sclérose, à la place qu'occupait l'abcès.

Les *corps étrangers* du poumon provoquent, autour d'eux, une suppuration qui tend sans cesse à s'étendre, jusqu'à ce que le corps étranger soit éliminé.

2° Dans les *suppurations d'organes voisins* (abcès du foie, des reins, de la rate, kystes hydatiques suppurés du foie, abcès du médiastin consécutifs au cancer de l'œsophage, abcès froids thoraciques, pleurésie purulente interlobaire), on peut observer des abcès du poumon ; l'abcès est alors volumineux, unique, bien limité, de forme irrégulière ; le pus renferme, suivant son origine, des pyogènes, des bacilles de Koch, des sequestres. D'ordinaire, de semblables abcès s'ouvrent, par vomique, dans les bronches ; ils sont dus, soit à une propagation par continuité de tissu, soit à une infection lymphatique, soit à une infection sanguine.

3° Au cours d'*infections généralisées*, on observe des *abcès métastatiques multiples*, dus à des embolies capillaires, dont le point de départ est une septicémie chirurgicale (suppurations osseuses, puerpérale (*phlegmatia alba dolens*) ou médicale (escarres, abcès à coli-bacilles au cours des entérites infectieuses des nourrissons ou à la suite de la hernie étranglée, abcès métastatiques de l'endocardite infectieuse)... Ces embolies microbiennes provoquent, au point où elles se sont arrêtées, un nodule inflammatoire, puis un abcès, généralement de petit volume (abcès miliaire), autour duquel se constituent des lésions de pneumonie catarrhale, indices de l'extension du processus inflammatoire et du foyer de suppuration.

Enfin, nous avons vu que les foyers d'apoplexie pulmonaire peuvent suppurer, donnant naissance à de gros abcès, le plus souvent uniques.

Certains abcès peuvent succéder à plusieurs modes d'infections différents; ceux que l'on observe au cours de la *morve* peuvent résulter d'une infection par voie bronchique, sanguine ou lymphatique.

Symptômes et Diagnostic. — On observe, d'ordinaire, une fièvre irrégulière, avec des symptômes, plus ou moins graves, d'infection : localement, on constate une dyspnée variable, une toux sèche, quinteuse, et des douleurs intrathoraciques, en général nettement localisées au siège de l'abcès; le diagnostic se fait, surtout, par les antécédents; lorsque les abcès sont dus à une infection sanguine, les signes physiques sont, d'ordinaire, à peu près nuls. Au contraire, le diagnostic des abcès volumineux est bien plus facile; au cours de l'apoplexie, on voit apparaître la fièvre, les symptômes d'infection, et localement, après une vomique brusque ou lente, les signes d'une caverne pulmonaire succèdent à ceux de l'infarctus. L'abcès métapneumonique se révèle, vers le 27e jour après la pneumonie; les signes sont ceux d'une caverne pulmonaire. Lorsque les renseignements anamnestiques sont peu nets, le diagnostic peut être difficile à faire entre la caverne pulmonaire que produisent ces gros abcès, la dilatation des bronches, et la pleurésie interlobaire ouverte dans les bronches par vomique. Les éléments du diagnostic ayant déjà été exposés en traitant de la vomique, nous n'insisterons pas (v. p. 29).

Evolution et Pronostic. — Les petits abcès multiples ne sont, ordinairement, qu'un épiphénomène, au cours d'une infection généralisée. Les abcès volumineux tendent à se faire jour dans les bronches, par vomiques, ou bien dans la plèvre, quelquefois, des deux côtés en même temps. Nous ne reviendrons pas sur la description de la vomique ; rappelons seulement que la fièvre et les symptômes de rétention du pus subissent une détente brusque, aussitôt après la vomique ; celle-ci peut être suivie de guérison, de suppuration prolongée, ou de cicatrisation. Celle-ci n'amène, le plus souvent, qu'une guérison incomplète, laissant, après elle, des rétractions du thorax, qui entravent le libre jeu du poumon. Le pronostic est bien plus grave, lorsqu'à l'abcès succède une pleurésie purulente, ou la gangrène. Enfin, quelquefois, la guérison se fait par résorption du pus, sans vomique.

Traitement. — Aux petits abcès multiples, relevant d'une infection sanguine, on ne peut opposer qu'un traitement médical, dirigé surtout contre l'infection générale (administration de quinine, de térébenthine, de benzoate de soude, etc...).

Lorsque l'abcès est volumineux, et que l'auscultation permet de préciser leur siège, il faut intervenir chirurgicalement.

II. — GANGRÈNE PULMONAIRE

Anatomie pathologique. — La gangrène envahit surtout le poumon droit. Laënnec en a décrit deux formes ; très rarement, on a affaire à la *forme diffuse*, que l'on observe, surtout, à la suite de la pneumonie fibrineuse, ou bien, de l'oblitération d'une branche importante de l'artère pulmonaire. Elle se distingue par l'étendue des lésions, qui occupent tout un lobe, ou la plus grande partie d'un lobe du poumon, par leur irrégularité, le tissu malade s'avançant par fusées dans le tissu sain; le foyer est mal limité, les parties sphacélées se trouvent directement en contact avec les parties saines, du voisinage, dont elles sont cependant, séparées, par places, par une zone d'hépatisation ou de splénisation. Enfin, les tissus gangrenés ont un aspect caractéristique; leur couleur est blanc verdâtre, avec des parties brunes sphacélées; ils nagent dans un déliquium d'un gris verdâtre, et répandent une fétidité gangréneuse insupportable.

La *forme circonscrite* est, de beaucoup, la plus fréquente. On trouve un ou plusieurs noyaux, de volume variant de celui d'une amande à celui d'un œuf de poule; leur aspect varie suivant l'ancienneté des lésions, qui évoluent en 3 périodes:

1re période, *formation de l'escarre :* au milieu d'un bloc de tissu hépatisé, ou d'un foyer apoplectique, apparaît un tissu noir, brun ou gris, dur, d'odeur infecte.

2e période, *séparation du mort et du vif :* l'escarre, d'abord mal délimitée, s'entoure d'un sillon net;

3e période, *élimination :* le tissu mortifié tombe en déliquium, et devient une bouillie verdâtre, fétide, au milieu de laquelle peut rester un bourbillon filamenteux sec. L'excavation se fait jour dans les bronches ou dans la plèvre; son contenu évacué, il reste une caverne anfractueuse, irrégulière, à parois limitées par une couche granuleuse, ou bien revêtues de fongosités molles, friables, mais, en tous cas, on ne trouve pas de paroi nettement formée; les vaisseaux et les bronches, demeurés perméables autour de la caverne, se trouvent souvent ulcérés, au moment de sa formation.

L'étude histologique de la caverne gangréneuse montre que ses parois comprennent 3 couches distinctes (Cornil et Ranvier) : 1° en dehors, une zone de broncho-pneumonie ou de pneumonie, mal limitée à la périphérie et sans oblitération des vaisseaux sanguins, ni des bronchiales ; 2° la couche moyenne, formée par une zone d'hépatisation grise avec oblitération des vaisseaux sanguins ; 3° enfin, la couche la plus interne, constituée par des débris de tissus sphacélés, adhérant encore aux parois de l'excavation par les fibres élastiques demeurées intactes. Le contenu de l'excavation est constitué par du pus dans lequel l'examen histologique décèle : des globules de pus, des granulations graisseuses, des débris de parenchyme pulmonaire sphacélés, des cristaux d'acides gras, enfin, divers microbes dont nous aurons à discuter la valeur pathogène.

4° période, *réparation* : si la caverne est petite, elle subit l'évolution fibreuse; ses parois se rapprochent, la cicatrisation se fait, et il reste un bloc de sclérose. Lorsque la caverne est plus volumineuse, la cicatrisation ne peut s'effectuer; la paroi s'organise en une membrane pyogène, qui entretient indéfiniment la suppuration.

L'évolution naturelle des lésions peut être troublée par divers *accidents* et s'accompagner de *lésions d'autres organes*.

a) *Accidents locaux*. — L'ouverture de la caverne peut déterminer une hémorragie foudroyante, due à l'ulcération du vaisseau important. Lorsque cette ouverture se fait dans la plèvre, il en résulte la formation d'une pleurésie putride qui s'accompagne d'un pneumothorax, au cas où le foyer gangreneux s'est ouvert simultanément dans la plèvre et dans les bronches. L'orifice de communication avec la plèvre peut être tellement petit qu'on a parfois peine à le retrouver à l'autopsie. Mais, surtout au cas où la plèvre est défendue par des adhérences antérieures, la gangrène peut envahir les parois thoraciques; on peut alors observer l'empyème pulsatile gangreneux, la gangrène musculaire et sous-cutanée.

b) *Accidents à distance.* — D'ordinaire, la gangrène s'accompagne de lymphangite de même nature: ordinairement, on constate l'engorgement, et parfois la gangrène des ganglions trachéobronchiques. Quelquefois, des parcelles gangreneuses pénètrent dans les vaisseaux sanguins; il en résulte des métastases gangréneuses dans le foie, les reins, la rate, le cerveau. Enfin, l'élimination des produits septiques détermine une intoxication générale de tout l'organisme et peut amener la dégénérescence amyloïde du foie et des reins.

Etiologie et Pathogénie. — La gangrène pulmonaire est une affection rare. Trois fois plus fréquente chez l'homme que chez la femme, elle s'observe principalement de 20 à 30 ans, bien que certains observateurs aient signalé sa grande fréquence chez l'enfant et le vieillard.

1° Causes prédisposantes et occasionnelles. — Exception faite pour les cas rares où la gangrène du poumon est le résultat d'embolies gangréneuses, et pour ceux peu fréquents où elle semble se développer primitivement, la gangrène est presque toujours consécutive à une pneumonie ou une broncho-pneumonie, que celles-ci soient traumatiques, dues à des corps étrangers, ou bien apparaissent au cours d'une grippe, d'une rougeole (surtout en cas de noma), d'une fièvre typhoïde (surtout les broncho-pneumonies tardives) ou bien, enfin, qu'elles semblent primitives, *a frigore* ou dues à l'inhalation de gaz toxiques.

La gangrène pulmonaire s'observe moins souvent au cours de l'apoplexie pulmonaire, qu'elle soit due à l'embolie ou à la thrombose. Il y a déjà longtemps que Geneste avait remarqué qu'en pareil cas la gangrène ne se produit que s'il y a communication entre l'air extérieur et le sang épanché dans le poumon.

Quelquefois la gangrène vient envahir un cancer, un sarcome ou un kyste hydatique ulcéré du poumon ou une caverne tuberculeuse; on l'observe enfin au cours de la dilatation bronchique.

D'une manière générale, la gangrène frappe surtout les débilités, principalement les alcooliques et les diabétiques.

2° Causes déterminantes. — On a trouvé dans les foyers de gangrène pulmonaire de nombreux microbes. Virchow, en 1846, y a décelé le *sarcina ventriculi*, à l'état de pureté; Leyden et Jaffé, en 1866, ont signalé la présence d'un *lepthotrix pulmonalis*, analogue au *lepthotrix buccalis*. Depuis on a signalé de nombreux microbes: *monas lens* et *cercomonas* (Kannenberg), *aspergillus* (Furbringer, etc.), divers saprophytes, purs ou associés. Enfin, en 1898, MM. Veillon et Züber ont trouvé 2 microbes anaérobies (*bacillus ramosus* et *bacillus serpens*), dont l'inoculation reproduit expérimentalement la gangrène; il est donc possible que la gangrène soit, contrairement à ce qu'on pensait dans ces dernières années, une infection spécifique due à des agents pathogènes spéciaux.

Symptômes. — Dans sa forme la plus commune (*forme pneumonique*), la maladie évolue en deux périodes; le passage à la seconde période étant marqué par l'élimination de l'escarre dans les bronches.

1re Période, avant l'élimination de l'escarre. — Rien n'est plus variable que le *début*, à cause des conditions multiples dans lesquelles la gangrène peut survenir. Tantôt, le début est *insidieux;* après une pneumonie ou une broncho-pneumonie, la défervescence ne se fait pas ; la fièvre persiste, l'état général s'aggrave ; le malade perd l'appétit. D'autres fois, le début est plus aigu, s'annonce par des frissons, des nausées et des vomissements ; lorsque la lésion est superficielle et détermine de l'irritation pleurale, on note un violent point de côté avec toux pénible, quinteuse.

Quoi qu'il en soit, il existe, d'ordinaire, une disproportion notable entre la gravité de l'état général et les *signes physiques* que l'on peut constater par l'examen du thorax ; on trouve une zone de submatité à peine indiquée, si la gangrène est centrale ; lorsque le foyer est superficiel, la matité est plus franche, les vibrations thoraciques diminuées à ce niveau ; le murmure vésiculaire, aboli, est remplacé par un souffle doux, diffus, comme celui de la congestion ou de la broncho-pneumonie ; on entend, au moins pendant l'inspiration, quelques râles sous-crépitants, à bulles plus grosses et plus égales que dans la pneumonie ; enfin, lorsque la plèvre est intéressée, existent des frottements pleuraux plus ou moins accusés.

2° Période, après l'élimination de l'escarre. — Le début de cette période est marqué par la recrudescence de la toux et de la dyspnée ; l'haleine prend une horrible fétidité, et, après une hémoptysie généralement insignifiante, l'expectoration augmente d'abondance et devient pathognomonique. Elle exhale, ainsi que l'haleine du malade, une *fétidité* horrible, comparable à celle des matières fécales (Grisolle), d'une macération anatomique ; elle se répand au loin, incommodant toute une salle d'hôpital, et le malade lui-même. Les crachats sont parfois tellement abondants qu'ils sont parfois rendus par pseudo-vomiques ; leur quantité atteint de 200 à

500 gr. par jour. Souvent, leur émission s'accompagne de nausées et de vomissements à cause de la fétidité. Le produit de l'expectoration est une sérosité brune, noirâtre ou verdâtre; par le repos, le liquide se sépare en trois couches superposées (Traube); la supérieure forme une mousse jaune-verdâtre, renfermant des amas séreux, avec quelques flocons de mucus. Enfin, au fond du vase, dépose un sédiment puriforme et sanieux avec des masses jaunâtres de pus et des débris noirâtres, formés histologiquement de débris de parenchyme pulmonaire, comme le montre la présence de fibres élastiques, on y trouve encore des *bouchons de Dittrich*, formés de débris cellulaires et de cristaux d'acides gras disposés en longues aiguilles, solubles dans l'éther. La fétidité serait, d'après les analyses chimiques, due soit à de l'acide butyrique, soit à de l'acide valérianique. Enfin, les crachats renferment les différents microbes que nous avons énumérés plus haut.

A cette période, la *toux* persiste, quinteuse, incessante, fatiguant le malade, et provoquant, parfois, de petites hémoptysies; elle est due à l'écoulement, dans les bronches saines, de sanie irritante. Instinctivement, les malades prennent une *attitude* spéciale, pour empêcher cet écoulement; si la gangrène siège au lobe inférieur, ils restent assis; si le foyer occupe le lobe supérieur, ils se couchent dans une position telle que les épaules soient plus basses que le reste du tronc. Enfin, ils se couchent volontiers sur le côté malade.

Les *symptômes généraux* sont en rapport avec la résorption putride; la fièvre est à 40 ou 41° avec légère rémission matinale; le pouls bat de 120 à 130 pulsations par minute; il est faible, mou, inégal, avec tendance à la lipothymie et aux syncopes; la face est pâle, les traits tirés, la peau sèche, terreuse, ou, quelquefois, baignée de sueurs profuses; les muqueuses sont sèches, la langue fuligineuse; souvent, la déglutition de parcelles gangreneuses provoque des vomissements et de la diarrhée; enfin, les cas graves s'accompagnent d'agitation et d'adynamie, dont l'apparition est de sinistre augure.

A cette période, pour peu que le foyer soit superficiel et un peu volumineux, l'examen du thorax dénote les signes d'une caverne pulmonaire : matité, gros râles humides, ou même gargouillement, avec, quand l'excavation est vide, un souffle cavitaire, et de la pectoriloquie aphone. Autour, on entend des râles dus à l'œdème et à la congestion périphériques.

Formes cliniques. — 1° Forme pleurétique. — A côté de la *forme pneumonique*, que nous venons de décrire, et qui est la plus communément observée, on observe une forme dite *pleurétique*, parce que tout se passe du côté de la plèvre : le foyer est cortical, et s'ouvre presque d'emblée dans la plèvre. Dès le début, les signes dus à l'irritation pleurale (toux, point de côté) sont au maximum; il n'y a pas d'expectoration ni de fétidité, mais, très rapidement, le malade perd ses forces et se cachectise; l'examen du thorax montre l'existence d'un épanchement liquide plus ou moins abondant; la ponction ramène du pus de gangrène, d'une horrible fétidité. On peut voir apparaître un pyopneumothorax, au cas où le foyer s'ouvre, à la fois, dans la plèvre et dans les bronches. La pleurésie peut se faire assez tardivement, pour que des adhérences aient le temps de se former autour du foyer; l'épanchement est alors enkysté.

2° Forme bronchitique. — La gangrène, survenant au cours d'une bronchite chronique, ou d'une dilatation bronchique, est une gangrène traînante, atténuée : les malades rendent, pendant des mois, une quantité considérable de crachats contenant des parcelles gangreneuses, fétides. En même temps, l'état général, jusque-là satisfaisant, s'altère rapidement, la fièvre s'allume, et le malade se cachectise jusqu'au jour où une broncho-pneumonie ou la généralisation de la gangrène viendront hâter la terminaison fatale.

3° Formes latentes. — Chez les diabétiques, la gangrène évolue, souvent, sans aucune fétidité; les signes sont ceux d'une pneumonie, avec adynamie rapide. Chez les enfants, l'évolution peut être tellement silencieuse que la gangrène n'est, parfois, reconnue qu'à l'autopsie; parfois, cependant, elle provoque des hémoptysies qui peuvent être abondantes.

Evolution et Pronostic. — Les *formes aiguës*, pneumonique et pleurétique, ont, généralement, une marche rapide, et évoluent en deux ou trois semaines; parfois, la marche est suraiguë, mortelle en quelques jours. Les formes subaiguës, particulièrement la forme bronchitique, traînent pendant des mois, avec des poussées et des phases d'amélioration; parfois, l'orifice qui fait communiquer le foyer avec les bronches s'oblitère; la fétidité et l'expectoration disparaissent momentanément, en même temps que l'état général s'aggrave (septicémie par rétention).

La *mort* est la terminaison habituelle, même dans les formes subaiguës; elle est due à la septicémie, ou à la généralisation de la gangrène, et peut être hâtée par un accident; pneumothorax, hémoptysies foudroyantes, survenant surtout au moment de l'ouverture, dans les bronches, du foyer gangreneux. Une pleurésie subite et généralisée est toujours mortelle.

Cependant, la guérison s'observe quelquefois (1 fois sur 5. Lebert); elle s'obtient par élimination complète des tissus gangrenés, et cicatrisation de la perte de substance. La forme pleurétique guérirait plus aisément. M. Jaccoud attribue une heureuse influence à l'alcoolisme et au diabète, avant la période de consomption. Le meilleur élément de pronostic sera le degré d'altération de l'état général.

Diagnostic. — La *forme pneumonique* se reconnaît aisément à la période d'élimination. Avant cette période, les signes sont ceux d'une pneumonie, que l'intensité du point de côté, les allures de la fièvre, et surtout le trouble profond de l'état général rendront, d'emblée, suspecte. La *forme pleurétique* sera de même soupçonnée à la gravité des troubles généraux, hors de pair avec l'épanchement pleural ; la ponction exploratrice montrera la véritable nature de l'épanchement.

Même après l'ouverture dans les bronches, il faudra se défier de la fétidité que pourraient engendrer une stomatite, ou la gangrène des amygdales ; la dilatation des bronches se reconnaît à l'absence de fétidité des crachats et à la conservation de l'état général : la tuberculose, à sa période cavitaire, sera aisément diagnostiquée, grâce à l'examen bactériologique des crachats.

La gangrène reconnue, il faut apprécier sa gravité ; elle est surtout en rapport avec le degré d'altération de l'état général ; la cause n'est pas non plus indifférente ; la gangrène métapneumonique est relativement bénigne ; celle surajoutée à l'ectasie bronchique est à peu près fatalement mortelle.

Traitement. — 1° TRAITEMENT MÉDICAL. — Il ne peut être que palliatif ; on s'efforce de tonifier le malade par la quinine, la potion de Todd, etc... Les essais de désinfection, soit par les inhalations d'oxygène, les vapeurs phéniquées ou térébenthinées, soit par les médicaments : eucalyptus, à la dose de 3 à 6 gr. par jour ; hyposulfite de soude (3 à 5 gr.)

liqueur de Labarraque, etc..., ne donnent guère de résultats.

2° Traitement chirurgical. — Il est formellement indiqué toutes les fois que l'état général du sujet le permet.

Nous laisserons de côté les injections interstitielles (de thymol ou d'iodoforme). Ces injections ont donné des succès, mais il est difficile de s'assurer qu'on injecte bien le liquide dans le foyer; la radiographie pourrait rendre des services à cet égard.

Actuellement, on pratique l'ouverture large du foyer, avec résection uni ou pluricostale temporaire ou définitive. L'opération s'impose, toutes les fois qu'il y a une pleurésie putride, ou un pyo-pneumothorax. Dans les autres cas, il faut tâcher de se renseigner, autant que possible, sur l'étendue, le siège, la multiplicité des foyers, etc. L'examen physique n'avancera que peu le diagnostic; il est difficile de préciser le siège du foyer, qui peut être masqué par la bronchite, la dilatation des bronches, etc. : on ne peut non plus jamais affirmer qu'il n'y a pas des foyers latents : l'étendue n'est souvent pas parallèle à celle des signes physiques, qui dépendent plutôt de l'inflammation des parties voisines du foyer. Enfin, il serait important de savoir s'il y a, ou non, des adhérences pleurales; on peut affirmer leur existence s'il y a une dépression inspiratoire des espaces intercostaux; elles s'observent plus souvent dans les cas aigus (gangrène métapneumonique), parce que le foyer est, alors, plus superficiel.

Voici les principales règles du traitement chirurgical. Il faut, avant tout, éviter le pneumothorax; aussi, lorsqu'il n'y a pas d'adhérences, on en crée, soit à l'aide du thermo-cautère, soit en suturant les deux feuillets de la plèvre; puis on incise le poumon, soit au bistouri, sans craindre l'hémorragie (Tuffier), soit au thermo-cautère (Bouilly); on nettoie, autant que possible, le foyer gangréneux. M. Tuffier déconseille les lavages, à cause des accidents mortels que peut provoquer l'accès du liquide dans les bronches; il ne faut pas draîner, car les mouvements du poumon peuvent amener l'ulcération de vaisseaux importants, donnant lieu à des hémoptysies, souvent mortelles.

L'opération est extrêmement grave et suivie d'une mortalité élevée; néanmoins, il faut la tenter, car elle a donné des guérisons rapides et définitives.

CHAPITRE V

TUBERCULOSE PULMONAIRE

C'est la localisation la plus fréquente de la tuberculose. On l'observe, tantôt au cours d'une tuberculose généralisée, d'une *granulie*, dont elle ne représente qu'un simple incident ; d'autres fois, au contraire, la lésion pulmonaire est prédominante, et évolue d'une façon chronique ; c'est là le fait le plus habituel. Enfin, entre les deux formes, se place la pneumonie caséeuse, caractérisée anatomiquement par une infiltration tuberculeuse, et une caséification massive, et cliniquement, par la rapidité de son évolution.

I. — LOCALISATIONS PULMONAIRES DE LA GRANULIE

Étiologie. — Presque toujours, la granulie est secondaire, et survient chez un sujet déjà porteur d'une tuberculose ancienne ; c'est ce que Buhl avait exprimé dans cette loi, qu'à l'autopsie de tout malade, mort de phtisie aiguë, on trouve un foyer caséeux ancien dans le poumon, ou dans un autre point de l'organisme. Souvent, une poussée de tuberculisation miliaire aiguë survient, chez d'anciens tuberculeux à l'occasion d'une poussée congestive, d'une hémoptysie fébrile (dont le sang serait bacillifère), ou simplement du surmenage, d'une fatigue physique ou morale. Souvent, la granulie éclate, surtout chez l'enfant, à la suite des maladies infectieuses qui s'accompagnent de complications pulmonaires, surtout de broncho-pneumonie : grippe, coqueluche, diphtérie, fièvre typhoïde, etc... A l'autopsie, on trouve un foyer de tuberculose ancienne, parfois d'aspect fibreux, presque guéri, en apparence. Plus rarement la granulie survient au cours d'une tuberculose chirurgicale (foyer osseux, articulaire, cutané, etc.), elle peut, alors, se produire toutes les fois que les produits bacillifères peuvent avoir accès dans la circulation sanguine ou lymphatique (ouverture d'abcès froids, surtout si elle s'accompagne d'infections secondaires; ablation chirurgicale d'une lésion tuberculeuse).

Parfois, enfin, la granulie semble survenir *primitivement*, les recherches les plus minutieuses ne permettent de découvrir, à l'autopsie, aucun foyer ancien. De véritables « épidémies » de granulie ont été observées par Léon Colin, chez des soldats fatigués, qui n'avaient aucun stigmate de tuberculose antérieure.

Anatomie pathologique. — A L'AUTOPSIE. — On trouve, dans le poumon et dans les autres viscères, une grande quantité de *granulations tuberculeuses*. Elles apparaissent disséminées le long des vaisseaux sanguins; elles sont en nombre peu considérable, lorsque la granulie est *discrète;* dans les cas intenses, elles sont, parfois, *confluentes*, arrivant à se toucher. Le poumon en est rempli, en surface et en profondeur; assez souvent, elles sont particulièrement abondantes au sommet. On en trouve, au niveau de la plèvre, un nombre variable; lorsque l'éruption pleurale est abondante, la séreuse est dépolie, couverte de fausses membranes. On trouve des granulations semblables dans divers organes : méninges, foie, reins, et surtout dans la *rate*, qui peut en être farcie.

Les granulations tuberculeuses de la phtisie aiguë sont ordinairement des *granulations grises;* elles mesurent environ 1/2 millimètre de diamètre, ont une coloration grisâtre, sont translucides, et présentent une dureté qui permet de les reconnaître au palper. A côté de ces granulations grises, on en trouve d'autres qui sont plus volumineuses, et ont subi un commencement de caséification; leur tissu est d'un blanc jaunâtre, et de consistance moins ferme que celui des granulations grises ; ce sont les *granulations jaunes.*

Suivant la loi de Buhl, que nous avons formulée plus haut, on trouve, d'ordinaire, un ancien foyer de tuberculose : c'est, ou bien un ganglion trachéo-bronchique, dont le volume varie de celui d'un haricot à celui d'un œuf de pigeon, et que la coupe montre caséifié, ou bien on trouve, dans l'un des deux poumons, un foyer ancien, caséifié ou fibreux ; ces lésions chroniques sont, bien entendu, particulièrement nettes lorsque la granulie est venue terminer une tuberculose pulmonaire chronique.

A côté de ces lésions tuberculeuses, on trouve, dans les poumons, des lésions d'inflammation banale, qui, souvent, ont contribué à l'éclosion de la poussée granulique ; ce sont des zones plus ou moins étendues de congestion, ou de broncho-pneumonie, entremêlées à des lésions d'emphysème ; des suffusions hémorragiques plus ou moins considérables; on trouve surtout de multiples petites hémorragies sous-pleurales. Parfois, au niveau de ces foyers congestifs, s'est développée une infiltration caséeuse massive, coïncidant avec la granulie.

Nous ne ferons que signaler les lésions dégénératives des autres viscères ; on a, en particulier, observé la dilatation du cœur, et, au niveau du foie, l'aspect dit *foie muscade*, avec des lésions dégénératives des cellules hépatiques. La dégénérescence graisseuse appartient plutôt aux formes subaiguës et chroniques.

2° Au microscope. — Les granulations tuberculeuses apparaissent constituées de la manière suivante : au centre est une ou plusieurs *cellules géantes ;* ce sont des éléments de dimensions tout à fait insolites, comparables à celles des grands macrophages de la moelle osseuse ; chacune renferme plusieurs noyaux. Les cellules géantes présentent souvent des lésions nécrotiques, plus ou moins accusées, de leur protoplasma. Autour des cellules géantes, se trouve une couronne de *cellules épithélioïdes*, disposées sur un ou plusieurs rangs ; ce sont des éléments arrondis, avec un gros noyau homogène, vivement chromatophile, remplissant presque tout l'élément ; cet aspect est celui des *lymphocytes*, aussi, pour nombre d'auteurs, les cellules épithélioïdes ne seraient autres que des lymphocytes. Autour du *follicule tuberculeux*, ainsi constitué, se trouvent des éléments embryonnaires, d'abondance variable. Les bacilles de Koch, souvent difficiles à déceler, se trouvent dans les cellules géantes. Les granulations grises sont formées par la réunion d'un certain nombre de follicules tuberculeux, plus ou moins fusionnés entre eux ; les granulations jaunes se distinguent par l'intensité des phénomènes de né[illegible]se et de caséification.

3° Histogénèse des granulations tuberculeuses. — La granulie est une infection sanguine. On admet généralement que les bacilles provoquent, en certains points des vaisseaux, des thromboses ; c'est en ces points que se développe la granulation. Mais tandis que, pour certains auteurs (Metschnikoff et ses élèves), la granulation se développerait uniquement aux dépens des leucocytes, pour nombre d'auteurs (Straus, Cornil, Brissaud, etc...), elles se formeraient aux dépens des éléments fixes appartenant aux parois vasculaires, ou au tissu conjonctif; les leucocytes n'apparaîtraient que secondairement.

Symptômes. — La granulie généralisée se manifeste par un ensemble de symptômes, qui rappellent ceux de la fièvre typhoïde, avec laquelle on peut la confondre ; cependant, les deux maladies présentent des dissemblances importantes et nombreuses.

L'éclosion des accidents aigus est précédée d'une *phase prodromique*, qui peut durer plusieurs semaines, et pendant laquelle on observe les signes de l'imprégnation tuberculeuse : le malade se plaint de malaises vagues, de courbature, avec asthénie, apathie et dépression psychique, insomnie, céphalée diffuse ; la respiration devient courte, haletante ; certains malades ont des épistaxis et des hémoptysies. En même temps on constate un amaigrissement rapide, et souvent, de la fièvre irrégulière, à maximum vespéral, chaque accès étant annoncé par de petits frissons, et terminé par des sueurs profuses.

Peu à peu, les symptômes s'accentuent, et le malade tombe dans un état *pseudo-typhoïde* : en réalité, on constate que cet état est dû surtout à l'affaiblissement ; l'intelligence est intacte ; le malade, nullement abattu, répond parfaitement aux questions. Sa face est pâle, amaigrie : souvent, on note de la *cyanose*, signe important pour le diagnostic. Le ventre est ballonné : on note de l'hyperesthésie cutanée, généralisée au thorax et à l'abdomen ; le foie, la rate sont gros, douloureux. On constate parfois, lorsque les sueurs sont abondantes, des sudamina et des pseudo « taches rosées ». Par contre, le gargouillement dans la fosse iliaque droite existe rarement, la diarrhée ne se déclarant qu'en cas de lésions intestinales. Les troubles digestifs sont variables ; la langue est blanche et saburrale, et non pas sèche et rôtie, comme dans la dothiénentérie ; l'appétit, le plus souvent diminué, peut être conservé (Lasègue). Du côté de l'appareil respiratoire, on trouve une dyspnée intense, continue, avec polypnée, entrecoupée de crises de suffocations ressemblant à celles de l'asthme, mais avec orthopnée, polypnée et cyanose ; le malade est secoué d'une toux incessante, sèche, quinteuse, pénible ; l'expectoration, peu abondante, est muqueuse, semblable à celle d'une bronchite banale ; parfois, on y remarque quelques filets de sang ; on n'y trouve des bacilles que dans le cas, tout à fait exceptionnel, d'hémoptysie bacillifère.

L'examen du thorax ne révèle que des signes physiques bien minimes : la percussion est souvent douloureuse ; l'auscultation dénote l'existence de poussées congestives, mobiles, fugaces, quelquefois, à un sommet, on trouve un foyer de congestion fixe, caractérisé par la diminution et la rudesse de l'inspiration, avec expiration prolongée. Enfin, on trouve, parfois, quelques râles de bronchite fixe, en un point.

La fièvre n'a pas la régularité de celle qui accompagne la fièvre typhoïde ; le thermomètre monte, le soir, à 39 ou 40°, avec de grandes rémissions matinales : on peut observer plusieurs jours d'apyrexie, entre deux poussées ; parfois, on note le type inverse. En prenant, toutes les trois heures, la température du malade, on voit que les accès de fièvre sont, souvent, presque subintrants, séparés par de courtes rémissions : ils se succèdent fort irrégulièrement. Les urines sont rares, foncées, quelquefois albumineuses : avec augmentation de l'urée et de l'acide urique, avec des pigments sanguins en abondance.

La granulie évolue d'une façon irrégulière, en plusieurs poussées. La durée moyenne est de 5 semaines environ. Le plus souvent le malade succombe aux progrès de l'adynamie ; parfois, il meurt d'une crise d'asphyxie ; enfin, les signes de l'envahissement méningé prennent, souvent, le dessus, et aboutissent à la mort, en quelques jours. Il est rare de voir le malade mourir d'une complication, telle qu'une hémoptysie.

La mort est la terminaison habituelle, mais il est des cas où une poussée granulique peut se terminer par le passage à l'état chronique, ou même, par une guérison relative. Après une longue et pénible convalescence, le malade recouvre un état de santé satisfaisant, mais la tuberculose persiste à l'état latent ; une poussée aiguë peut, de nouveau, éclater pour la moindre infection.

Formes cliniques. — A côté de la forme typhoïde de la granulie, on observe une *forme atténuée*, dont les signes ressemblent à ceux d'un embarras gastrique fébrile, à une grippe traînante ; les signes sont ceux de la forme précédente, mais atténués, la maladie traîne pendant des semaines ou des mois, puis aboutit à la forme ulcéreuse chronique, ou bien la mort est amenée, d'une façon presque foudroyante, par l'asphyxie, la méningite, une hémorragie.

Enfin, dans certaines formes, les signes respiratoires sont au premier plan. La *forme suffocante* est caractérisée par une dyspnée excessive, avec crises de suffocation très intenses; les signes physiques sont presque nuls, la fièvre demeure, généralement, modérée. La mort survient pendant une crise d'asphyxie.

La *forme catarrhale* est caractérisée par les signes fonctionnels, mais, en plus, on constate des signes nets de bronchite catarrhale des grosses ou des petites bronches, ou des foyers de broncho-pneumonie.

Diagnostic. — Nous avons, chemin faisant, indiqué les dissemblances qui existent entre la granulie et la fièvre typhoïde ; rappelons que les principales sont : les signes d'imprégnation bacillaire, l'irrégularité de la fièvre, dans la granulie ; le pouls y est rapide, non dicrote ; on n'y observe pas d'abattement vrai ; par contre, la dyspnée et la cyanose appartiennent à la granulie, non à la fièvre typhoïde ; dans la granulie, l'amaigrissement existe dès le début, tandis que les typhiques ne maigrissent que pendant la convalescence. Dans les cas douteux, on aura recours, pour assurer le diagnostic, à la recherche de la séro-réaction de Widal. La diazo-réaction d'Erlich peut, au contraire, exister au cours des deux maladies.

La *grippe* se reconnaît à la brusquerie de son début, à sa durée plus courte, à l'absence de signes d'imprégnation tuberculeuse. Cependant, le diagnostic peut être des plus délicats, dans certaines *grippes à forme phymique*, laissant, après elles, une congestion du sommet qui traîne pendant des mois, avant de disparaître complètement.

Les formes atténuées peuvent ressembler, à s'y méprendre, à un simple *embarras gastrique fébrile* ; le diagnostic se fait par la constatation des stigmates de l'imprégnation tuberculeuse, par la recherche des signes physiques, enfin, par l'évolution.

Le *paludisme* peut être fort difficile à diagnostiquer d'avec certaines formes atténuées; lorsqu'on soupçonne le paludisme, le diagnostic se fait par l'épreuve de la quinine.

Enfin, la forme catarrhale ressemble encore davantage à la broncho-pneumonie, à la grippe, à la forme thoracique de la fièvre typhoïde. La forme suffocante peut, par ses crises de dyspnée, rappeler l'œdème aigu du poumon, ou l'asystolie; l'examen physique du malade et l'évolution des accidents lèvent vite tous les doutes.

Traitement. — Son action sur la tuberculose aiguë généralisée est souvent bien illusoire. On doit, cependant, essayer de tonifier le malade, et, en particulier, le cœur, par l'emploi de la quinine, de la digitale. L'alcool et les stimulants combattront l'adynamie. L'antipyrine, qui semble, cependant, avoir une réelle action sur la fièvre des tuberculeux chroniques, est, ici, sans action. Lorsqu'il existe des signes thoraciques, on pourra essayer la révulsion (ventouses). Enfin, il faut s'efforcer de nourrir les malades, autant que le permettent l'état général et les troubles digestifs.

II. — PNEUMONIE TUBERCULEUSE

Etiologie. Pathogénie. — C'est une tuberculose d'inhalation, analogue, par conséquent, comme origine, à la tuberculose pulmonaire chronique ordinaire. Mais elle doit son allure spéciale à l'intensité de l'infection, massive, d'emblée, et à l'existence de lésions inflammatoires intenses (pneumonie), dues, pour les uns, à la tuberculose, tandis que, pour d'autres, elles seraient de nature banale, et ne feraient que préparer le terrain à la tuberculose.

Anatomie pathologique. — Généralement unilatérale, la pneumonie caséeuse occupe surtout la partie inférieure du poumon droit et envahit une portion d'un lobe, un lobe tout entier, ou même davantage. On trouve un vaste foyer de pneumonie ou de broncho-pneumonie ordinaire avec les microbes banals (pneumocoques, streptocoques, staphylocoques, etc.); sur ces lésions inflammatoires se développent les lésions tuberculeuses.

1° A l'Autopsie.— L'aspect varie suivant l'âge des lésions. Tout d'abord, les points envahis apparaissent grisâtres, translucides : c'est l'infiltration grise ou colloïde de Laënnec. A un degré plus avancé, les lésions tuberculeuses sont caséifiées ; le bloc envahi par la pneumonie caséeuse présente alors, un aspect analogue à celui du fromage de Roquefort; il est constitué par un tissu d'un blanc jaunâtre, homogène, sec, dur et veiné de marbrures grisâtres, représentant les cloisons interalvéolaires, pigmentées par l'anthracose. Rarement, les masses caséeuses ont le temps de s'éliminer; il se forme, alors, des excavations parfois considérables.

2° Histologiquement. — On constate l'existence de tubercules, qui, nés sur la limite des bronches et des alvéoles, envahissent rapidement plusieurs lobules. Les foyers caséeux de peu d'étendue permettent de retrouver la structure du tubercule. Le centre est formé par de grosses masses caséeuses, occupant aussi bien la cavité des alvéoles qu'elles oblitèrent totalement, que le parenchyme pulmonaire, dont seules les fibres élastiques sont conservées. A la périphérie du foyer, on trouve des cellules géantes et de nombreux éléments embryonnaires ; autour des foyers principaux, on trouve de petits follicules tuberculeux disséminés dans les tissus enflammés du voisinage, que la tuberculose est en train d'envahir. On trouve des bacilles très nombreux dans les amas caséeux et dans les cellules géantes.

Symptômes. — La phase aiguë est précédée de symptômes d'imprégnation tuberculeuse, analogues à ceux qui caractérisent la période prodromique de la granulie. Puis, la pneumonie se déclare; tantôt avec la brusquerie et les symptômes d'une pneumonie franche; d'autres fois, elle revêt l'allure plus traînante et plus insidieuse de la broncho-pneumonie. Puis la fièvre est plus irrégulière que dans la pneumonie; on n'observe pas de défervescence vers le 12e ou 13e jour. L'évolution est variable : tantôt le malade est emporté à cette période par l'intoxication générale, sans que le ramollissement ait eu le temps de se produire; d'autres fois, la marche est subaiguë, surtout dans les formes qui se présentent sous l'aspect de la broncho-pneumonie. Dès le 15e jour, on peut voir apparaître les bacilles dans les crachats; peu à peu, les signes physiques de pneumonie ou de broncho-pneumonie font place à des râles humides de plus en plus gros et abondants, puis apparaissent des signes de caverne, en même temps que l'expectoration devient franchement purulente avec de gros grumeaux de matière caséeuse. Pendant ce temps, les symptômes généraux (fièvre, amaigrissement) s'accusent de plus en plus et amènent le malade en quelques semaines à la consomption. Cependant, ces formes traînantes sont d'un pronostic moins sombre; on peut les enrayer, lorsque le malade n'est pas trop affaibli et que la suralimentation est possible.

Diagnostic. — Au début, on pourrait penser à une pneumonie ou à une broncho-pneumonie simple; en particulier, aux complications pulmonaires de la grippe. Mais, outre l'existence de la phase prodromique spéciale à la tuberculose, plusieurs points séparent la pneumonie tuberculeuse des affections similaires non tuberculeuses ; les signes du début (frisson, ascension fébrile) sont moins intenses que dans la pneumonie, ressemblent plutôt au début d'une broncho-pneumonie : la fièvre demeure modérée, ne dépassant guère 39°, ressemble à celle de la broncho-pneumonie ; c'est une fièvre rémittente, à grandes oscillations, avec maximum vespéral ; souvent on observe une détente au bout de quelques jours ; le pouls est faible et non fort, vibrant, comme dans la pneumonie. Les crachats sont striés de sang, muco-purulents, non franchement rouillés, comme dans la pneumonie : la dyspnée est intense ; enfin, on observe une anorexie absolue ; un amaigrissement rapide et surtout une cyanose légère de la face et des extrémités, ces signes font déjà fortement soupçonner la tuberculose.

Les signes physiques peuvent être à peu près nuls, le foyer disparaissant au milieu des râles humides abondants d'une bronchite concomitante (coqueluche) ; la lésion tuberculeuse n'est alors reconnue qu'à l'autopsie. Mais, d'ordinaire, on trouve soit à un sommet, soit à une base, les signes d'une pneumonie lobaire ou d'une broncho-pneumonie pseudolobaire ; matité, augmentation des vibrations locales, mais pas de souffle tubaire, les bronches étant plus ou moins oblitérées : plus tard, les vibrations disparaissent ; on pourrait penser à l'apparition d'un épanchement pleural, mais le foyer est mal circonscrit ; de nombreux râles humides ne tardent pas à apparaître. Dès lors, le diagnostic devient facile ; dès que commence le ramollissement, on voit les forces du malade s'écrouler tout à coup, et l'expectoration, devenue purulente, contient de nombreux bacilles.

L'évolution de la pneumonie tuberculeuse ressemble, par beaucoup de points, à celle du cancer du poumon, mais celui-ci est apyrétique, ne s'accompagne pas d'expectoration (sauf en cas d'infection): on a les hémoptysies couleur « gelée de groseille », enfin, le malade se plaint de douleurs thoraciques atroces; on trouve des adénopathies ou d'autres foyers cancéreux; on constate un développement tout à fait anormal du réseau veineux sous-cutané du thorax.

Traitement. — Dès qu'on soupçonne la pneumonie tuberculeuse, il faut tâcher de relever, autant que possible, les forces du malade, de le suralimenter, autant que le permet l'état de son tube digestif; enfin, la lésion étant localisée, on peut exercer une action plus directe sur elle; au début, s'efforcer de modérer l'inflammation péritubereuleuse, par la révulsion légère et souvent répétée (cataplasmes sinapisés); dès que commence la période de ramollissement et même avant, s'il y a des signes de bronchite, modérer les sécrétions par l'emploi de la créosote ou du carbonate de gaïacol associés à l'acétate d'ammoniaque.

Il faut se garder de prescrire les émétisants (ipéca, kermès, tartre stibié), qui ne peuvent qu'affaiblir davantage les malades.

III. — TUBERCULOSE PULMONAIRE CHRONIQUE

C'est la forme la plus commune.

Anatomie Pathologique. — I. Autopsie. — *a*) **Lésions tuberculeuses.** — 1° *Évolution de chaque lésion en particulier.* — Les lésions varient suivant l'ancienneté de la maladie. Tout d'abord, on constate la *germination*, ordinairement à l'un des sommets, plus rarement, en un autre point des poumons, des tubercules : en surface et à la coupe, on trouve un semis de tubercules miliaires, plus ou moins abondants, envahissant une portion variable de l'organe. Ces tubercules ont l'aspect des granulations grises et des granulations jaunes; les lésions tuberculeuses sont entourées de zones plus ou moins étendues, et, généralement mal limitées, de congestion chronique. Puis (période de *conglomération*), les tubercules grossissent; un certain nombre arrivent à se rejoindre, forment, par confluence, des tubercules plus volumineux, gros comme un pois, une noisette, ou davantage; ils apparaissent remplis de matière caséeuse. Jusque-là, la tuberculose était *formée*, mais, si elle évolue vers l'ulcération, les tubercules entrent en voie de *ramollissement ;* la matière caséeuse qu'ils contiennent entre en déliquium, et est évacuée par les bronches. Dès lors, se forment, peu à peu, des excavations, ou *cavernes*, plus ou moins vastes, qui donnent au poumon un aspect caractéristique : à la coupe, le sommet apparaît creusé d'excavations multiples, irrégulières, dont les dimensions varient depuis le volume d'un pois jusqu'à celui du poing, et au delà. Elles diminuent, ordinairement, de volume, à mesure qu'on se rapproche de la base du poumon (1re loi de Louis), et communiquent entre elles par des pertuis plus ou moins larges. Autour de ces cavernes, on trouve des zones irrégulières de congestion et de broncho-pneumonie chronique, donnant au tissu du poumon une grande friabilité.

La cavité de l'excavation est, tout d'abord, irrégulère, comme taillée à l'emporte-pièce, au milieu des tissus voisins. Puis, ses parois se régularisent, se recouvrent d'une membrane pyogène, plus ou moins végétante. Cependant, les parois ne sont jamais parfaitement régulières, mais présentent des brides plus ou moins saillantes, que Laënnec comparait aux colonnes charnues du cœur; parfois, certaines traversent l'excavation; elles sont formées par les bronches, demeurées parfaitement intactes, au milieu des tissus voisins envahis par la caséification. Enfin, la paroi des cavernes, surtout si l'excavation est ancienne, apparaît hérissée d'*anévrysmes de Rasmussen*. Ce sont des dilatations vasculaires multiples, qui font saillie dans l'intérieur de la poche, et atteignent un volume variable; généralement lenticulaires, ils peuvent atteindre des dimensions considérables; certaines vastes excavations sont à peu près comblées par de nombreux anévrysmes de Rasmussen, qui arrivent à se toucher. En un point, on voit l'orifice qui fait communiquer la caverne avec une bronche, cet orifice peut être grand ou très petit; les parois de la bronche sont taillées nettement comme à l'emporte-pièce. Le *contenu* de l'excavation consiste, d'abord, en gros amas caséeux, que les fibres élastiques, intactes, retiennent encore quelque temps à la paroi; plus tard, quand la membrane pyogène est formée, elle secrète un pus blanchâtre, avec de petits grumeaux caséeux, véritable pus d'abcès froid, à moins que les parois de l'excavation viennent à s'infecter par l'apparition de pyogènes ordinaires.

Tels sont les différents aspects que peuvent présenter les lésions tuberculeuses, *en voie d'accroissement*, mais, à toutes les périodes de la tuberculose, on peut observer la guérison par *évolution fibreuse des lésions*. Elle est particulièrement fréquente, tant que la tuberculose est fermée; que de fois on trouve, à l'autopsie des sujets morts d'une affection quelconque, des tubercules anciens plus ou moins complètement sclérosés! Les tubercules se présentent, alors, sous deux aspects:

1° Ou bien on trouve une coque fibreuse plus ou

moins épaisse, généralement mal limitée à sa périphérie, à la coupe, cette coque entoure une petite cavité, pleine de matière caséeuse, et répondant à une granulation miliaire, ou bien à un tubercule plus volumineux, enkysté. Les choses peuvent persister en cet état, ou bien, la matière caséeuse est remplacée par un liquide plus clair, semblable à du petit lait.

2° D'autres fois, le tubercule tout entier subit l'évolution fibreuse et se présente comme un bloc homogène de tissu fibreux, blanchâtre, dur, criant sous le couteau, et qui peut être envahi par l'infiltration calcaire.

L'évolution fibreuse peut s'observer, quoique moins souvent, à la période de ramollissement et de cavernes. Les parois et l'excavation s'entourent alors d'une coque fibreuse d'épaisseur variable : lorsque tout le contenu de la caverne a été éliminé, la membrane pyogène se met à produire des bourgeons charnus, qui peuvent arriver à remplir la cavité. En même temps, les parois se rapprochent, sous l'effort de la rétraction fibreuse : la cicatrisation peut être complète, et la caverne, complètement oblitérée, peut n'être plus représentée que par un bloc fibreux.

2° Envahissement et généralisation de la tuberculose. — Pendant que chaque lésion tuberculeuse, prise en particulier, subit soit l'évolution ulcéreuse, soit l'évolution fibreuse, la maladie continue souvent à envahir les parties primitivement respectées du poumon, les organes voisins, ou bien se généralise par voie lymphatique ou sanguine.

a) Les *parties saines du poumon* sont envahies de proche en proche par des poussées irrégulières de granulations tuberculeuses. Autour des lésions anciennes apparaissent ultérieurement de nouvelles granulations, puis, à mesure que celles-ci subissent l'évolution ulcéreuse, d'autres se développent autour d'elles, si bien que les deux poumons peuvent être entièrement envahis. Cette marche envahissante est tout à fait irrégulière; c'est ainsi que l'on peut observer une éruption récente de tubercules miliaires autour d'un foyer ancien parfois complètement sclérosé, et, en apparence, parfaitement guéri.

b) Les *organes voisins* sont envahis à leur tour; les granulations apparaissent sur la plèvre, dans le tissu conjonctif du médiastin, envahissant le péricarde, les différents organes contenus dans le médiastin, enfin le squelette.

c) La *généralisation par voie sanguine ou lymphatique* est beaucoup plus importante que l'envahissement de proche en proche.

1° De très bonne heure, les *ganglions* sont envahis, mais de façon fort diverse, suivant les cas. Tout d'abord, les *ganglions trachéo-bronchiques* sont presque toujours augmentés de volume; ils peuvent atteindre des dimensions considérables surtout chez les enfants, chez lesquels il n'est pas rare de trouver des ganglions médiastinaux gros comme des œufs de poule, avec à peine un petit foyer de tuberculose pulmonaire. Souvent, ces ganglions volumineux sont caséifiés : d'autres fois, l'envahissement bacillaire est moins net; à la coupe, le tissu ganglionnaire est, ou bien grisâtre, ardoisé, ce qui, pour beaucoup d'auteurs, est un signe de tuberculisation ancienne; dans ces cas, l'examen histologique montre que le ganglion a subi l'évolution fibreuse, mais contient encore quelques follicules tuberculeux suffisamment nets; souvent, lorsque les lésions sont histologiquement douteuses, la culture, et surtout l'inoculation au cobaye d'un fragment du ganglion permet d'y déceler la présence de bacilles. D'autres fois, l'aspect est celui du *lymphôme* : des ganglions même très volumineux, apparaissent à la coupe, homogènes, uniformément jaunâtres, sans qu'il soit possible de découvrir à l'œil nu, la moindre lésion tuberculeuse, si bien qu'à l'œil nu le ganglion semble simplement augmenté de volume. Mais l'examen histologique montre souvent, dans ces cas, que le ganglion est farci de granulations tuberculeuses; la culture et l'inoculation au cobaye sont positives. Cependant, on ne saurait affirmer que, toutes les fois que les ganglions trachéo-bronchiques sont augmentés de volume, au cours de la tuberculose pulmonaire chronique, ils sont nécessairement tuberculeux. Bien des fois, en effet, les lésions semblent être celles de l'adénite simple, et dépendent peut-être des lésions inflammatoires, bronchiques et pulmonaires, surajoutées à la tuberculose, à moins que cette hypertrophie ne représente une réaction de défense de l'organisme contre l'infection tuberculeuse.

2° *Dans les autres ganglions du corps*, on peut constater l'un des états que nous venons de signaler, à propos des ganglions trachéo-bronchiques. Fréquemment, on observe de la « polymicro-adénite », à laquelle M. Marfan attache une grande importance pour le diagnostic précoce de la tuberculose; elle est cependant inconstante et d'apparition variable; on ignore encore sa signification exacte.

C'est, en général, à l'infection sanguine que l'on attribue la généralisation de la tuberculose au cours de la tuberculose pulmonaire; on sait, en effet, qu'à certains moments (hémoptysies fébriles) le sang peut contenir des bacilles. Ainsi s'expliquent les poussées de granulie, plus ou moins discrètes, que l'on peut voir se développer dans les différents organes (foie, rate, méninges, etc...); cette généralisation de la tuberculose peut aboutir à la granulie, à l'infection tuberculeuse aiguë, qui représente l'une des façons de mourir des tuberculeux pulmonaires, ou bien, en différents points, peuvent apparaître des foyers de tuberculose chronique, dont chacun évolue pour son propre compte. Parfois, enfin, la généralisation semble surtout se faire par voie lymphatique, et atteint surtout les séreuses (plèvres, péritoine, articulations, méninges).

L'envahissement secondaire des voies respiratoires: bronches, larynx, nez, semble dû au contact des crachats bacillifères, à la période ulcéreuse de la tuberculose pulmonaire.

b) **Lésions inflammatoires et dégénératives.** — 1° *Lésions inflammatoires de l'appareil respiratoire.* — Nous avons signalé la fréquence des lésions congestives du poumon, autour des foyers de tuberculose. Il s'agit de congestion chronique, avec, de temps en temps, des poussées aiguës, auxquelles sont dues, ordinairement, les hémoptysies survenant à la période de germination et de conglomération. Les lésions inflammatoires peuvent aller jusqu'à la broncho-pneumonie; à chaque poussée aiguë, correspond souvent une poussée de tuberculose. Les lésions inflammatoires, lorsqu'elles sont chroniques et peu intenses, aboutissent à la sclérose qui, nous l'avons vu, peut étouffer les lésions tuberculeuses.

On constate souvent des lésions d'emphysème lobulaire, autour des lésions congestives et tuberculeuses.

Du côté des *bronches*, on observe, outre l'envahissement possible par la tuberculose, des lésions de bronchite catarrhale chronique, chez à peu près tous les anciens tuberculeux.

Il est bien rare que la *plèvre* demeure indifférente, pendant toute l'évolution de la tuberculose pulmonaire chronique. D'ordinaire, on trouve, chez les tuberculeux, même à la première période, des adhérences pleurales; d'abord localisées au niveau du foyer primitivement atteint, c'est-à-dire, le plus souvent, au sommet, elles se généralisent ordinairement; la symphyse pleurale peut être complète. Elle peut être considérée comme un phénomène heureux, par certains points, puisqu'elle empêche l'apparition ultérieure de tuberculose pleurale avec épanchement, et diminue la fréquence du pneumothorax; elle immobilise le thorax, ce qui peut aider à la cicatrisation des lésions tuberculeuses, mais, en même temps, diminue le champ de l'hématose.

Nous ne ferons que signaler les principales lésions dégénératives dues à l'intoxication générale que détermine, d'ordinaire, la tuberculose pulmonaire chronique. La *dégénérescence graisseuse du foie* s'observe chez presque tous les tuberculeux anciens; la dégénérescence graisseuse du rein est beaucoup moins fréquente; par contre, on observe, dans un quart des cas de tuberculose ancienne, des lésions de néphrite chronique. La *dégénérescence amyloïde du foie et des reins* s'observe lorsque la période d'ulcération et de suppuration dure déjà depuis un certain temps.

II. Histologie et Histogénèse. — *a*) **Germination et conglomération des tubercules.** — La tuberculose pulmonaire chronique peut succéder à une poussée de granulie, c'est-à-dire à une infection sanguine, mais, le plus souvent, c'est une tuberculose d'inhalation. Les bacilles s'arrêtent au niveau des éperons qui séparent la terminaison des bronches, des alvéoles; c'est en ces points que se développent *les follicules tuberculeux*. Ceux-ci sont, d'abord, localisés dans le tissu conjonctif sous-jacent à l'épithélium respiratoire, puis ils augmentent de volume, et se transforment en granulations tuberculeuses, grises, puis jaunes, dont nous connaissons la structure. (V. p. 166.) En augmentant ainsi de volume, les tubercules font saillie dans les cavités bronchiques et alvéolaires, et les oblitèrent plus ou moins complètement. Les gros tubercules, qui naissent, ensuite, de l'accroissement et de la conglomération des granulations tuberculeuses, offrent une structure analogue. Au cours de cet accroissement, les tubercules envahissent, de proche en proche, les tissus voisins, qui sont détruits, et apportent leur appoint à la formation du tubercule; les vaisseaux sanguins sont oblitérés dans toute la traversée du tubercule, grâce à un processus d'artérite (endo et périartérite) et de thrombose. Seules, les fibres élastiques persistent intactes; on les retrouve, nullement altérées, dans les crachats de la période ulcéreuse.

b) **Ramollissement et excavation.** — On a beaucoup discuté pour savoir si le processus ulcéreux est dû uniquement à la tuberculose, ou bien, si une part revient aux lésions d'inflammations banales péri-tuberculeuses. Straus a montré que la première hypothèse est la vraie, au sens strict du mot, c'est-à-dire que la tuberculose suffit, à elle seule, pour produire la caséification, qui est due à une nécrose toxique (Rindfleisch), due aux toxines du bacille de Koch. Mais, d'autre part, les lésions inflammatoires facilitent la caséification, et lui préparent, pour ainsi dire, le terrain; on sait combien la caséification est plus rapide dans les formes qui s'accompagnent de lésions inflammatoires intenses et étendues ; la phtisie galopante est due à l'association de la broncho-pneumonie et de la tuberculose ; rappelons la marche rapide de la pneumonie caséeuse, dans laquelle les lésions inflammatoires sont au maximum. Les cavernes résultent donc de la fonte caséeuse de gros tubercules, dont la partie centrale tombe en déliquium, tandis que la paroi de l'excavation est formée par la partie périphérique du tubercule, c'est-à-dire par un amas de follicules tuberculeux ; ceux qui sont voisins de la cavité subissent, peu à peu, l'évolution caséeuse ; à la périphérie, on voit des follicules jeunes se développer au sein des lésions inflammatoires péricavitaires. La paroi de l'excavation est donc *pyogène* par sa face interne, *envahissante* par sa face externe.

Les tissus voisins, enflammés, subissent l'influence nécrosante des toxines produites par le bacille de Koch ; cette action se manifeste surtout sur les parois des *vaisseaux sanguins*, qui subissent la *dégénérescence amyloïde*, et se laissent distendre, formant, ainsi, les *anévrysmes de Rasmussen* (Cornil). Ces anévrysmes se développent surtout sur les artérioles pulmonaires; beaucoup plus rarement sur les veines pulmonaires, ou sur les artères bronchiques.

Symptômes et Diagnostic. — Il est classique de diviser l'évolution de la tuberculose pulmonaire chronique en trois périodes: 1re *période*, correspondant à la *germination* et à la *conglomération ;* 2e *période*, ou de *ramollissement ;* 3e *période* ou *d'excavation*. Pratiquement, il vaut mieux réunir les deux dernières, dans lesquelles, ce qui domine, c'est le fait que la tuberculose est *ouverte*, c'est-à-dire en voie d'*ulcération*, et de *suppuration ;* au contraire, nous décrirons à part la première période, à cause de son importance, et parce qu'elle correspond au stade anatomique de *tuberculose fermée*.

I. Signes et diagnostic de la tuberculose pulmonaire chronique a sa première période (période de germination et de conglomération). — *a)* **Symptômes fonctionnels.** — La phtisie commençante se cache sous les aspects les plus divers : toutefois, en général, deux ordres de symptômes attirent l'attention ; ce sont : 1° les *modifications de l'état général dues à l'intoxication tuberculeuse ;* 2° les *troubles de l'appareil respiratoire.*

1° *Modifications de l'état général.* — Tantôt les premiers symptômes apparaissent pendant la convalescence d'une grande pyrexie (grippe, fièvre typhoïde, rougeole, coqueluche, diphtérie, pleurésie) ou bien ils frappent, insidieusement, un sujet, jusque-là en bonne santé. Dans le premier cas, la convalescence n'est pas franche ; le malade reste affaibli, sans appétit, continue à avoir un peu de fièvre. Dans le second cas, souvent, la tuberculose commençante prend les allures d'une *fausse chlorose ;* le malade s'anémie, perd ses forces, digère mal ; parfois, on pense à une *dyspepsie*, particulièrement à l'une des formes de la *dyspepsie nervomotrice*, tellement les symptômes gastro-intestinaux sont accusés : anorexie, état nauséeux, et même vomissements, alternative de diarrhée et de constipation ; enfin, après les repas, des malaises vagues, avec apathie, somnolence, pesanteur de tête, ballonnement du ventre, qui indiquent l'exagération des fermentations de l'estomac et de l'intestin.

Rapidement, la *dénutrition* s'accentue : l'anorexie persiste ; l'amaigrissement et la perte des forces augmentent plus ou moins rapidement, d'une façon continue ou par poussées ; l'aspect du malade devient caractéristique : il est pâle, les traits tirés, les yeux cernés, la face est légèrement bleutée (surtout les sclérotiques) : la parole est brève, le malade s'essouffle au moindre effort, et, pour un rien, se plaint de points de côté, de palpitations de cœur.

L'*analyse détaillée des urines* permet d'apprécier le degré de la nutrition. Souvent, leur quantité est augmentée ; assez fréquemment on y trouve de l'albumine, parfois, même, on observe de petites hématuries. Mais ce qui importe surtout au médecin, ce sont les modifications des matériaux solides de l'urine. Tout d'abord, les urines des tuberculeux sont fréquemment troubles, ce qui est dû à l'élimination d'une quantité exagérée de phosphates. Elle peut atteindre 3 ou 4 grammes par jour. Cette *phosphaturie* est très importante ; elle existe dès la période prétuberculeuse, est très fréquente, sinon constante, et se produit par poussées, coïncidant avec de véritables crises de neurasthénie, chez certains malades, qui peuvent être, à tort, considérés comme des neurasthéniques. Le taux des chlorures est augmenté, leur quantité monte à 16 et 18 gr. par jour ; les produits organiques dus à la décomposition des substances albuminoïdes sont en excès, ce qui indique l'activité de la désassimilation.

Enfin, beaucoup de malades ont des *accès de fièvre* qui surviennent principalement dans la soirée. Vers le milieu de l'après-midi, ils éprouvent un malaise vague, ont une sensation pénible de froid, et sont pris de petits frissons ; une demi-heure ou une heure après, le malade est transformé ; les yeux brillants, la face colorée, il éprouve une sensation de chaleur, se sent bien, actif ; l'accès se termine ordinairement, vers le milieu de la nuit, par des sueurs profuses, souvent tellement abondantes qu'il faut changer, non seulement le linge du malade, mais aussi la literie. L'intensité de la fièvre et la durée des accès, comme aussi leur répétition, sont extrêmement variables suivant les malades ; les uns ont un accès chaque soir ; chez d'autres, la maladie traverse des petites poussées fébriles, durant quelques jours, et séparées par des périodes d'apyrexie complète qui peuvent être assez longues ; pendant l'accès, la température ne s'élève parfois que de quelques dixièmes; il s'agit, non d'une fièvre véritable, mais simplement d'un *état subfébrile;* d'autres malades vont et viennent avec une température vespérale de 39° ou 40°. La *durée* des accès est de même des plus variables; ils peuvent ne durer que quelques heures, ou bien être subintrants, si bien que le malade est presque continuellement en état de fièvre, la température ne revenant que pour peu de temps à l'état normal, comme on peut s'en rendre compte en faisant prendre toutes les trois heures la température du malade pendant 2 ou 3 jours. Quelquefois enfin, la fièvre prend le *type inverse*, présentant son maximum le matin.

La *tachycardie* existe chez les deux tiers des tuberculeux, même en l'absence de toute fièvre; le pouls est constamment à 90 ou à 120; cette *tachycardie persistante* est un excellent signe de tuberculisation (Faisans); elle peut précéder de plusieurs mois toutes les autres manifestations morbides. Le pouls est en même temps petit, mou, dépressible; dès le début de la tuberculose, la *pression artérielle* est notablement diminuée (Potain).

2° *Troubles respiratoires.* — Souvent les malades viennent demander conseil *parce qu'ils toussent;* les uns toussent depuis une maladie accidentelle, pendant la convalescence de laquelle sont apparus les signes de dénutrition que nous venons d'étudier; d'autres, au contraire, sont des tousseurs habituels, s'enrhumant aisément et toussant tous les hivers. Mais en dehors de toute bronchite, ils ont une petite toux sèche, quinteuse, pénible, qui les prend surtout le matin, au réveil, et le soir en se couchant. En cas d'*adénopathie trachéo-bronchique*, elle peut prendre un caractère coqueluchoïde, survient par quintes consistant en une série d'expirations bruyantes comme dans la coqueluche, mais sans reprise, ou, du moins, avec reprise avortée. Enfin, la toux peut être *émétisante ;* après les repas, les malades sont pris de quintes de toux qui amènent le vomissement : les malades « toussent parce qu'ils mangent et vomissent parce qu'ils toussent » (Marfan). Les vomissements n'ont aucun caractère pénible ; le malade rend tout, ou seulement une partie des aliments qu'il vient d'ingérer, puis il se sent soulagé et la toux cesse.

D'ordinaire, il existe de la *dyspnée d'effort :* les malades sont essoufflés pour un rien ; les repas suffisent même parfois à provoquer des crises d'oppression.

Beaucoup de malades se plaignent de *douleurs thoraciques,* qui peuvent revêtir plusieurs aspects différents. Tantôt ce sont des *névralgies intercostales* ou *phréniques,* attribuables à des névrites périphériques et s'accompagnant de douleur à la pression des nerfs perforants ; d'autres fois, il s'agit de *pleurodynie* sans douleur à la pression des perforants ; le c[illegible] *de Peter* consiste en une sensation lancinante, [illegible]rante, continue, exaspérée par la toux, les effor[illegible] inspiration large ; on l'attribue à l'irritation des [illegible]minaisons du pneumogastrique, détruites par le n[illegible]plasme. Enfin, beaucoup de malades accusent, surtout le soir, lorsqu'ils sont fatigués, une sensation pénible d'endolorissement qu'ils localisent surtout entre les épaules.

La *voix* est, comme la respiration, faible, brève : les malades sont sujets à des enrouements fréquents, même en l'absence de toute tuberculose laryngée : ces troubles tiennent au catarrhe laryngé chronique ; de temps en temps la voix est bitonale, par parésie d'une corde vocale, due à la compression du récurrent.

Enfin, on peut observer des *hémoptysies*. Quelquefois, l'hémoptysie est tellement considérable qu'elle anémie le malade; d'autres fois elle se réduit à la présence, de temps à autre, de quelques filets de sang dans les crachats. Le plus souvent, l'hémoptysie est de moyenne abondance, elle survient sans prodromes, ou bien à l'occasion d'un rhume, d'une fatigue, au moment des règles. Le malade crache en toussant quelques gorgées de sang; ces crachements de sang se répètent parfois pendant un certain nombre de jours, puis l'hémoptysie s'arrête graduellement. L'auscultation montre les signes d'une poussée congestive d'intensité variable; pendant toute la durée des hémoptysies, le pouls est souvent rapide, fort, vibrant, caractères indiquant un certain degré d'éréthisme cardiaque; enfin, certaines hémoptysies s'accompagnent de fièvre, ce qui est d'un mauvais augure; souvent des hémoptysies fébriles sont suivies d'une poussée aiguë de tuberculisation; le sang peut, en effet, contenir des bacilles; l'hémoptysie est alors le signal d'une nouvelle poussée envahissante de la tuberculose.

b) **Signes physiques.** — 1° *Inspection.* — Souvent, le malade présente l'aspect caractéristique des « candidats à la tuberculose: teint pâle, avec de grands yeux aux sclérotiques bleutées ; longs cils, cheveux longs et soyeux; souvent on relève les stigmates de la scrofule; on constate l'existence d'un engorgement ganglionnaire, variable ; tantôt on trouve simplement de la *micropolyadénite*; les ganglions inguinaux, cervicaux axillaires sont, en grains de plomb » durs, et roulant sous le doigt; d'autres fois, ils sont gros comme un pois, un haricot, une noisette, mous, mais toujours indolores, et bien mobiles les uns sur les autres; tantôt, on constate, surtout au cou, de grosses adénopathies, dites « scrofuleuses » et que l'on sait aujourd'hui être de nature tuberculeuse. Souvent, enfin, on trouve d'autres tuberculoses : osseuses, articulaires, génitales, ou, enfin, un catarrhe chronique des muqueuses, avec des granulations pharyngées, des végétations adénoïdes.

L'examen du thorax montre son émaciation, parfois extrême ; les creux sous-claviculaires sont exagérés : en cas d'adhérences pleurales, étroites et étendues, on observe la *dépression inspiratoire des espaces intercostaux*.

Les renseignements fournis par le *palper*, la *percussion* et l'*auscultation* varient suivant que la tuberculose est au stade de *germination* ou à celui de *conglomération* : nous exposerons, pour chaque mode d'investigation, les résultats aux deux phases.

2° *Palper*. — De très bonne heure, l'*ampliation thoracique* est diminuée du côté malade. L'exploration des vibrations vocales, négative pendant la phase de germination, permet de constater, à la phase de conglomération, l'*augmentation des vibrations* mieux transmises par le poumon induré. Rappelons que, normalement, les vibrations vocales sont plus fortes au sommet droit, et que leur intensité dépend, pour un bonne part, du timbre et de l'intensité de la voix.

3° *Percussion*. — Négative pendant la phase de germination, elle montre, à la période de conglomération, une submatité plus ou moins nette, avec élévation de la tonalité du son, et augmentation de la sensation de résistance au doigt. La percussion peut être utilement secondée, dans les cas douteux, par la *percussion auscultée* (v. p. 56) : dès que le parenchyme pulmonaire se condense, le son transmis prend une tonalité plus élevée.

4° *Auscultation*. — A la phase de germination,

on observe les modifications suivantes : le premier signe est la *rudesse de l'inspiration*, qui prend un timbre grave ; elle est « granuleuse », c'est-à-dire, donne une sensation de rudesse, due aux aspérités créées par la présence des granulations sur les bronchioles ; plus tard, *l'expiration est prolongée*, 3 ou 4 fois plus longue que l'inspiration ; elle devient rude, prend un timbre soufflant, de tonalité plus aiguë que normalement. Puis, l'inspiration s'affaiblit, jusqu'à devenir à peine perceptible, et acquiert une tonalité plus élevée. Enfin, la respiration peut être saccadée, ce qui indique la sclérose pulmonaire, quand ce signe ne tient pas simplement à la manière dont respire le sujet (gens nerveux), ou bien, à l'existence de palpitations de cœur. A la période de conglomération, ce qui domine, c'est l'*affaiblissement du murmure vésiculaire*, dû au défaut de perméabilité des alvéoles. A cette seconde phase de la maladie, on a donc trois signes importants : *submatité, augmentation des vibrations vocales, affaiblissement du murmure vésiculaire ;* la réunion de ces trois signes constitue le *schème de congestion* de M. Grancher.

A la période de conglomération, on peut percevoir d'autres signes : en faisant tousser le malade, ou, simplement, après une inspiration forte, on peut percevoir quelques fins *craquements secs*, crépitations fines, dues au brusque déplissement des alvéoles dépolis par la congestion, ou bien, liées à l'existence d'une pleurite sèche. La *toux* et la *voix* retentissent, d'une façon diffuse, à travers le poumon congestionné ; les bruits du cœur sont mieux transmis que normalement Enfin, on entend parfois des souffles systoliques, localisés aux gros vaisseaux ; ces souffles sont anorganiques, et semblent liés à l'anémie.

L'*examen radioscopique* confirme les données fournies par l'examen physique ; dès le début, on constate que la ventilation est diminuée; l'ampliation thoracique peut être diminuée de moitié, du côté malade. Plus tard, une opacité plus ou moins marquée apparaît au niveau des points congestionnés chroniquement.

Outre ces symptômes, qui indiquent la tuberculisation des poumons, on observe, souvent, des signes d'*adénopathie trachéo-bronchique* (matité et expiration soufflante au niveau du hile du poumon, surtout à droite). En pareil cas, on constate fréquemment des signes de congestion ou de bronchite, localisés à la base du poumon, dont la partie moyenne demeure indemne ; ces troubles seraient dus, pour M. Fernet, à la congestion résultant de la gêne que l'adénopathie trachéo-bronchique apporte à la circulation sanguine et lymphatique.

c) **Diagnostic.** — Nous avons vu que les signes fonctionnels peuvent ressembler à ceux appartenant à d'autres maladies : chlorose, dyspepsie, neurasthénie, convalescence des maladies infectieuses; ils peuvent faire défaut : par exemple, chez les diabétiques, qui ne maigrissent pas, ou bien, en cas de tuberculose torpide, latente ; cette forme n'attire que peu l'attention ; il faut songer à la rechercher.

Le diagnostic est donc surtout établi par l'*examen physique* du malade, mais les signes physiques peuvent être difficiles à percevoir, chez les individus obèses, chez ceux qui respirent mal, etc. Ils peuvent être masqués par la coexistence d'une bronchite, d'une laryngite (le bruit laryngé empêchant de percevoir les bruits pulmonaires) ; chez les *emphysémateux*, des lésions, mêmes profondes, peuvent passer inaperçues; d'autre part, on observe fréquemment, chez les tuberculeux, de l'emphysème localisé autour des foyers congestifs, dont il masque les signes. Enfin, le diagnostic est particulièrement délicat, lorsque la tuberculose débute par une *pleurésie ;* en cas de pleurésie simple, on peut, en effet, observer, soit le schème I de Grancher (V + r + s +) indiquant le refoulement du poumon sain par le liquide ; encore faut-il, pour que le schème existe, que l'épanchement ne soit pas trop considérable, ne remonte pas au delà de la 3e côte. Mais, dans les mêmes conditions, on peut observer le *schème de congestion*, dont la persistance seule permettra de soupçonner une congestion chronique, liée à la tuberculose.

Enfin, il est plusieurs affections, dans lesquelles on peut rencontrer l'association de signes physiques et de symptômes fonctionnels analogues à ceux de la tuberculose : le diagnostic devient, alors, particulièrement délicat.

La *grippe à forme pseudo-phymique* s'accompagne de signes qui ressemblent à ceux de la tuberculose aiguë, puis elle guérit, laissant après elle une congestion intense d'un sommet ; cette congestion met plusieurs semaines, ou même, quelques mois à disparaître : elle s'accompagne de poussées fébriles ; la convalescence est traînante, pénible. Le diagnostic ne peut se faire que par l'évolution des accidents : encore peut-on voir la tuberculose succéder à cette forme de la grippe.

L'*adénopathie trachéo-bronchique* donne des signes qui peuvent être identiques à ceux de la tuberculose. Le diagnostic se fera par l'examen minutieux des sommets ; en cas d'adénopathie, on ne trouvera de signes morbides qu'au niveau du hile, sauf les cas où l'adénopathie s'accompagne de poussées de congestion pulmonaire, dont la nature devient, alors, bien suspecte.

La *chlorose* peut donner lieu à un ensemble de signes fonctionnels rappelant ceux de la tuberculose; en plus, elle peut déterminer des poussées de congestion pulmonaire localisée au sommet; l'étude de la *tension artérielle*, à l'aide du sphygmomanomètre de Potain, a montré que, en dehors de toute fièvre, la tuberculose pulmonaire chronique est la seule maladie où la tension artérielle soit aussi abaissée; lorsque, chez un malade suspect, on trouve une tension artérielle inférieure à 13 centimètres de mercure (au lieu de la normale, 18), on peut rejeter le diagnostic de chlorose, et porter celui de tuberculose.

Dans le même cas, on peut encore s'aider de signes accessoires, qui n'en ont pas moins une grande valeur; il est un fait prouvé par l'expérience, c'est que tout individu bien conformé, dont le périmètre thoracique, exprimé en centimètres, est inférieur à la moitié de la hauteur (exprimée, également, en centimètres), est fort suspect de tuberculose. Il en est de même des sujets dont le rapport du poids, en hectogrammes, par rapport à la taille exprimée en centimètres, est inférieur à la normale, qu'un grand nombre de mensurations ont montré être de 3.

II. Signes et diagnostic de la tuberculose pulmonaire chronique, a sa période d'ulcération (ramollissement et excavation). — *a*) **Symptômes fonctionnels.** — 1° *Modifications de l'état général.* — La première modification importante, c'est la *fièvre*. Nous avons vu qu'elle peut exister déjà dès le début de la maladie. Mais il est bien rare qu'elle fasse défaut lorsque la tuberculose devient ulcéreuse. Une fois que la fièvre a fait son apparition, elle se reproduit pour la moindre cause, la plus légère fatigue suffit souvent pour la faire reparaître : le repos absolu a, sur elle, une heureuse influence, des plus manifestes. Nous ne reviendrons pas sur ses caractères; ils sont ceux de la fièvre qui accompagne la tuberculose commençante; la fièvre vient par accès très irréguliers, qui peuvent se produire à toute heure du jour et de la nuit, et, après une durée des plus variables, se répètent à des intervalles qui varient non seulement suivant des malades; mais, chez un sujet en particulier, suivant des conditions multiples (fatigue, soins hygiéniques, intensité de l'infection, abondance de la suppuration, adjonction à la tuberculose d'infections secondaires). D'ordinaire, le thermomètre monte davantage que dans la première période; la tuberculose cavitaire s'accompagne souvent d'une fièvre à grandes oscillations (apyrexie le matin, 39 ou 40° le soir), comme dans les grandes infections aiguës. A la période ultime de la maladie, on peut observer du *délire*, qui semble bien d'origine toxique; il s'observe, en effet, surtout, dans les cas où l'expectoration vient brusquement à faire défaut, au cours d'une tuberculose cavitaire, et que l'infection générale redouble, du fait de la résorption putride.

Dès que la fièvre apparaît, et qu'elle persiste avec une certaine ténacité, la *consomption* devient imminente. Le malade maigrit rapidement, et se cachectise en quelques mois; certains arrivent à une maigreur squelettique; la peau prend un teint terreux, le malade perd complètement l'appétit; sa langue, rouge, sèche, vernissée, se recouvre souvent de muguet : fréquemment apparaissent une diarrhée abondante, et des sueurs profuses, incessantes : l'asthénie devient complète, encore augmentée du fait de l'insomnie, qui peut être absolue; la fin est, parfois hâtée par l'apparition d'escarres au sacrum et aux autres points sur lesquels porte le poids du corps (talons, coudes, etc.)... Enfin, souvent, le cœur se fatigue ; on observe la dilatation des cavités droites, qui parfois peut aller jusqu'à l'insuffisance tricuspidienne : aux membres inférieurs, apparaît un œdème mou, blanc (œdème cachectique). Peter a signalé l'existence de pouls veineux jusque sur les veines du dos de la main ; au sphygmomanomètre de Potain, on constate un abaissement considérable de la tension artérielle.

2° *Troubles respiratoires.* — La *dyspnée* est intense ; elle s'explique, ordinairement, par l'étendue considérable des lésions ; on se demande vraiment, parfois, comment certains malades peuvent encore respirer, les deux poumons étant en plus grande partie détruits pas la formation de cavernes, ou rendus imperméables à l'air par l'étendue des lésions inflammatoires ou tuberculeuses qui entourent les cavernes : la toux est quinteuse, pénible, ne cessant ni la nuit, ni le jour ; elle épuise le malade, et, souvent, s'accompagne de vomissements (toux émétisante), surtout quand l'expectoration se fait par pseudo-vomiques matutinales. Instinctivement, le malade se couche sur le côté le moins malade, afin de faciliter l'écoulement du pus venant des cavernes ; souvent, un changement d'attitude provoque des quintes de toux et une expectoration abondante.

b) **Signes physiques.** — Ils sont modifiés par l'apparition de cavernes d'un certain volume :

1° *Phase de ramollissement.* — On observe les modifications suivantes : aux *craquements secs*, qui marquent la fin de la première période et annoncent le commencement prochain de la période ulcéreuse, ne tardent pas à succéder des *craquements humides*, ce sont des bruits éclatants, inégaux comme timbre et comme intensité ; mais qui se rapprochent davantage des râles humides. Puis, ceux-ci deviennent plus égaux, à bulles plus grosses, ressemblent aux râles d'une bronchite fixe, localisée aux sommets : ils sont, quelquefois, tellement abondants qu'on entend un véritable *bruit de friture*. Plus tard, les râles sont plus gros, prennent un *timbre caverneux*, peu à peu, apparaissent les signes de la phase d'excavation.

2° *Phase d'excavation*. — L'ensemble des signes physiques perceptibles à cette période constitue le *syndrôme cavitaire* de M. Jaccoud.

Inspection. — On constate un amaigrissement extrême des muscles thoraciques; les pectoraux sont, chez certains malades, complètement atrophiés, ce qu'on attribue à l'existence d'une *névrite périphérique;* on a beaucoup discuté sur la valeur qu'il faut attribuer à la constatation du *myxœdème;* phénomène consistant en ceci que l'excitation brusque, par une chiquenaude, des muscles atrophiés, y détermine une onde musculaire, localisée au point percuté (contraction idio-musculaire ; le myxœdème n'a actuellement aucune valeur séméiologique.

Lorsque la caverne est vaste et superficielle, on constate, à son niveau, une atrophie musculaire et une dépression du creux sous-claviculaire, particulièrement accentuées.

Les signes fournis par le *palper*, la *percussion* et l'*auscultation* varient suivant que la caverne est *ouverte* ou *fermée ;* examinons successivement chacune de ces deux éventualités.

1° *Caverne ouverte*. — Au *palper*, les *vibrations vocales* sont *exagérées*, signe très important pour le diagnostic des cavernes pulmonaires et du pneumothorax ; cette exagération est due surtout à la condensation du parenchyme pulmonaire autour de l'excavation et à l'existence d'adhérences pleurales étroites, elle e t peu marquée, ou même fait défaut, lorsque la caverne est très étendue et superficielle.

La *percussion* donne des résultats variables suivant le volume et le siège de la caverne; ces résultats sont plus ou moins modifiés suivant l'état du parenchyme pulmonaire environnant l'excavation. Tantôt on a de la *matité*, qui peut être complète et s'accompagne de sensation de résistance exagérée au doigt qui percute; cette matité s'observe lorsqu'il n'y a qu'une petite caverne, ou bien en cas de caverne étendue, mais entourée d'une zone d'induration intense. D'autres fois, on observe une *sonorité exagérée, tympanique*, qui prend un *timbre amphorique* avec *consonnance métallique*, lorsque la caverne est très étendue et surtout au cas où l'orifice de communication avec les bronches est très étroit. Parfois, une percussion brusque et forte, au niveau de la caverne, alors que le malade tient la bouche ouverte, fait entendre un *bruit de pot fêlé*, qui tient simplement à l'échappement brusque de l'air à travers l'orifice étroit de l'excavation. On sait que ce signe n'a pas grande valeur; on peut le trouver associé à du skodisme, dans les pleurésies avec épanchement abondant ou dans la spléno-pneumonie. Enfin, ajoutons que les résultats de la percussion peuvent varier au cours d'un même examen; la tonalité de son s'élève pendant l'inspiration, et s'abaisse pendant l'expiration; il s'élève, lorsque le malade ouvre la bouche (*signe de Wintrich*), ce qui tient sans doute à la résonnance de l'air contenu dans la cavité buccale; souvent, enfin, la tonalité s'abaisse, lorsque le malade s'assied (*signe de Gerhard*). Le signe de Gerhardt ne s'observe que dans le cas, d'ailleurs le plus habituel, où la caverne a son grand axe vertical; lorsqu'elle est surtout étendue dans le sens horizontal, on observe une modification en sens inverse de la tonalité.

L'*auscultation* fait entendre une *respiration caverneuse*, dont les caractères varient suivant les dimensions et le siège plus ou moins superficiel de l'excavation. Lorsque la caverne est vaste, superficielle, à parois minces, et avec un orifice étroit, on entend un gros *souffle amphorique*, perceptible aux deux temps de la respiration. D'ordinaire, la respiration caverneuse est mêlée de gros *râles humides* à grosses bulles inégales, surtout nombreux pendant l'inspiration; ils augmentent de nombre après une respiration forte ou une quinte de toux. Souvent, ils prennent un *timbre métallique*. Lorsque ces râles sont très gros et très abondants, ils constituent ce qu'on appelle le *gargouillement*.

Boas a insisté sur les râles *post-expiratoires;* ils s'entendent en plusieurs temps à la fin de l'expiration; leur constatation indiquerait l'existence d'une caverne multiloculaire, dont les différentes loges communiquent entre elles par des pertuis étroits, si bien que l'équilibre de la tension de l'air contenu dans les différentes loges met un certain temps à s'établir après chaque respiration.

La *voix* et la *toux* retentissent d'une façon exagérée, mais confuse (broncho-phonie caverneuse), par le fait de l'entrée en vibration de l'air contenu dans la caverne. Lorsque celle-ci est vaste, on peut observer de la *pectoriloquie aphone*.

Tous ces signes sont des plus variables, et peuvent se modifier du jour au lendemain, parfois même au cours d'un même examen. Ils peuvent même quelquefois disparaître complètement, l'orifice de l'excavation venant à être oblitéré momentanément par des mucosités; il suffit alors souvent d'une secousse de toux ou même d'une simple respiration forte, pour les faire reparaître.

2° *Caverne fermée.* — Mais, parfois, l'orifice de l'excavation vient à s'oblitérer d'une façon moins transitoire; l'air contenu dans la caverne se résorbe, et le pus s'accumule en son intérieur. Les signes physiques sont alors ceux d'une *tumeur du poumon :* au palper, abolition des vibrations; à la percussion, matité complète; à l'auscultation, silence respiratoire dans une étendue variable, avec, autour, des râles humides plus au moins nombreux.

c) **Expectoration.** — Elle acquiert, pendant la phase ulcéreuse de la tuberculose, une valeur séméiologique considérable. Tandis que, lorsque la tuberculose reste fermée, le malade ne crache pas, ou bien n'a qu'une expectoration congestive ou catarrhale banale et insignifiante, il se met à expectorer abondamment à la période de ramollissement et d'excavation. Peu à peu, les crachats deviennent franchement purulents; au stade cavitaire, ils forment un liquide puriforme à peu près homogène, qui, par le repos, se divise en deux parties : un liquide assez clair, légèrement visqueux, albumineux, au sein duquel nagent des masses de pus concret, très épais, qui tend à se rassembler à la surface, en masses arrondies (crachats nummulaires). Ces masses puriformes et le dépôt qui tombe au fond du vase renferment des grumeaux de matière caséeuse. Souvent, cet aspect est modifié par le fait d'infections secondaires : l'existence de pyogènes ordinaires ajoute à l'expectoration que nous venons de décrire des crachats mucopurulents, ressemblant à ceux des bronchites chroniques de la grippe, etc... Vers la fin de la maladie, on observe souvent une fétidité gangréneuse de l'expectoration qui renferme alors des débris sphacélés plus ou moins volumineux.

L'*analyse microscopique* des crachats peut être, dans certains cas, un précieux élément de diagnostic. Pratiquement, on doit rechercher dans les crachats des tuberculeux : 1° les bacilles de Koch; 2° les fibres élastiques.

1° *Recherche des bacilles.* — Avec un fil de platine qu'on vient de stériliser, en le chauffant au rouge dans la flamme d'un bec Bunsen, recueillir une parcelle de la partie purulente et homogène de l'expectoration. On l'étale en couche mince, sur une lame bien propre, et flambée au préalable. Laisser sécher complètement (on peut activer la dessiccation en agitant vivement la lame ou bien en chauffant légèrement). Fixer par la chaleur : pour cela, on passe, à trois reprises, la préparation dans la flamme du bec Bunsen chauffant à pleine flamme, en l'y laissant une seconde environ à chaque passage.

Parmi les colorants les plus employés, le réactif utile entre tous est la *fuchsine phéniquée de Ziehl.* En voici la formule :

Fuchsine cristallisée..........	1 gr.
Ac. phénique neigeux.........	5 —
Alcool absolu.................	10 —
Eau distillée.................	100 —

Ce réactif doit être frais, car il s'altère souvent, au bout de quelques semaines : filtrer au moment de l'emploi. On en laisse tomber quelques gouttes sur la préparation; la coloration se fait ensuite à *chaud* (si l'on préfère colorer à froid, mettre la préparation dans un bain de fuchsine phéniquée, et l'y laisser plusieurs heures ; jusqu'à 24 heures).

La coloration à chaud s'obtient en cinq à dix minutes (suivant le pouvoir tinctorial du réactif) : il faut chauffer à 60°, c'est-à-dire jusqu'au dégagement de vapeurs : ne jamais aller plus loin, et surtout ne pas pousser jusqu'à l'ébullition, qui altérerait le frottis. Dès que la première vapeur apparaît, on éloigne la préparation de la source de chaleur : on chauffe de nouveau, dès qu'elle commence à refroidir. Répéter cette manœuvre de 3 à 5 fois, après quoi, la coloration est, en général, suffisante.

Il faut avoir bien soin de ne jamais laisser sécher le liquide : en remettre dès que l'évaporation est sensible.

Après la coloration, laver à l'eau courante, pour enlever l'excès du réactif, il faut ensuite passer à la *décoloration*, car tout est coloré ; il faut donc faire usage d'agents décolorants suffisants pour décolorer les substances organiques, mais leur action ne doit pas être poussée trop loin, pour ne pas décolorer aussi les bacilles, qui, tout en gardant bien la couleur, ne résistent cependant pas indéfiniment aux décolorants.

On peutemployer, comme décolorants, soit l'huile d'aniline, soit les acides minéraux, azotique, sulfurique, chlorhydrique (étendre de 5 volumes d'eau distillée, un volume de la solution aqueuse officinale). Quelques gouttes de l'agent décolorant sont versées sur la préparation ; on les change, s'il en est besoin, il faut pousser la décoloration jusqu'à ce que la préparation paraisse à peu près incolore : seules, les grosses parcelles organiques demeurent colorées. Laver alors à grande eau, pour arrêter l'action du réactif décolorant. On peut examiner la préparation telle quelle dans l'eau, ou bien la monter dans le baume, après déshydratation par l'alcool absolu, et éclaircissement par le xylol : généralement, on préfère colorer le fond à l'aide du bleu de méthyle (quelques gouttes d'une solution aqueuse à

1 p. 100 pendant quelques secondes) ; après un nouveau lavage à l'eau, on monte au baume, les bacilles colorés en rouge, se détachent mieux sur le fond, coloré en bleu.

Les bacilles se présentent comme des bâtonnets longs de 3 à 4 µ sur une largeur dix fois moindre : ils sont rectilignes ou légèrement incurvés, à bords parallèles ; quelquefois, cependant, ils présentent, par places, de légers renflements. On y découvre, enfin, quelques vacuoles. A un grossissement très fort, ils se décomposent en grains disposés en chapelet. Les bacilles sont, le plus souvent, libres, isolés ou réunis en petits amas : quelquefois, on en rencontre un ou plusieurs à l'intérieur de leucocytes ou de cellules géantes.

On trouve, fréquemment, dans les préparations colorées comme nous venons de dire, des pyogènes vulgaires, streptocoques, staphylocoques, etc., colorés par le bleu de méthyle.

2° *Recherche des fibres élastiques.* — Il n'est besoin, pour les voir, d'aucune préparation spéciale. Sur les préparations faites pour rechercher les bacilles, ou même sans coloration, elles sont facilement reconnaissables à leur simple aspect. On peut les mettre en évidence en les colorant soit par l'acide picrique, soit par une solution aqueuse ou alcoolique d'éosine, et en détruisant les autres substances organiques par la potasse à 40 p. 100. Seules, les fibres élastiques demeurent parfaitement inaltérées. Rappelons que leur présence dans les crachats indique une lésion destructive du poumon.

L'analyse chimique des crachats montre que ceux-ci contiennent une notable quantité de chlorure de sodium et de phosphates, ainsi qu'une forte proportion de matières albuminoïdes (paraglobuline, lécithine, peptones) : par leur abondance, les crachats aident à l'appauvrissement de l'organisme en sels minéraux et en matières albuminoïdes.

c) **Diagnostic.** — Il s'impose, en général, lorsque l'on constate l'ensemble des signes physiques et fonctionnels que nous avons énumérés. Mais, d'une part, on voit des *tuberculoses torpides* arriver à la phase d'excavation presque sans symptômes fonctionnels, et sans altération notable de l'état général : d'autre part, les signes physiques font parfois complètement défaut, soit que les lésions tuberculeuses se limitent au centre du poumon, soit que le malade présente, en même temps, une bronchite chronique ou de l'emphysème ; ces affections peuvent fort bien masquer complètement une caverne pulmonaire.

Pratiquement, on ne rencontre, d'ordinaire, aucune difficulté à diagnostiquer la tuberculose à la période de ramollissement, d'avec une *bronchite* ou une *broncho-pneumonie chronique* ; les lésions tuberculeuses sont fixes, et localisées, le plus souvent, à un sommet : il est rare qu'on ne trouve pas, en d'autres points du poumon, d'autres foyers de tuberculose au début ; enfin, la recherche des bacilles permet le diagnostic dans les cas douteux.

A la période cavitaire, on ne saurait confondre la tuberculose avec la gangrène pulmonaire, ou bien avec les affections chroniques qui peuvent s'accompagner de la formation de cavernes pulmonaires ; kystes hydatiques, cancer, syphilis ; nous aurons, d'ailleurs à y revenir ; nous étudierons, dans le chapitre suivant, les pseudo-tuberculoses.

Le diagnostic peut se trouver embarrassé, en cas de *dilatation bronchique*, ou bien d'une vieille caverne consécutive à l'évacuation dans les bronches, d'un *abcès du poumon*, ou d'une *pleurésie purulente enkystée*. Les antécédents permettant de remonter à la cause de l'abcès, ou bien de retrouver la pleurésie ; le souvenir d'une vomique, sera un précieux élément de diagnostic. Lorsqu'ils manquent, le siège des lésions au niveau d'une scissure interlobaire, ou dans le lobe inférieur des poumons, ne crée qu'une simple présomption ; il en est de même de la longue durée de la maladie et de la conservation de l'état général, qui ne suffisent pas pour exclure absolument la tuberculose. Le diagnostic se base sur deux éléments : 1° la recherche d'autres localisations tuberculeuses, soit aux sommets, soit dans d'autres organes, soit dans les ganglions, les articulations, les os ; 2° la recherche des bacilles et des fibres élastiques, qui constitue le meilleur élément de diagnostic.

Evolution et Pronostic. — Il est impossible de fixer, d'une manière générale, l'évolution et le pronostic de la tuberculose pulmonaire chronique ; sa marche varie suivant chaque malade en particulier, et dépend d'une foule de circonstances tenant : 1° à la maladie ; 2° à l'existence de complications ; 3° au terrain.

a) Formes cliniques de la tuberculose pulmonaire chronique. — Le *siège des lésions* a peu d'importance ; habituellement, la tuberculose débute par les sommets, et progresse de haut en bas, en envahissant, peu à peu, les parties voisines du poumon ; elle peut débuter par la base, ou par un point quelconque de l'organe. — Lorsque le foyer est superficiel, sous-pleural, on observe fréquemment, soit une pleurésie simple adhésive ou avec épanchement, soit la pleuro-tuberculose. La réaction pleurale peut être beaucoup plus tardive tant que la lésion tuberculeuse demeure cantonnée au centre du poumon.

L'*étendue des lésions* est plus importante à considérer. La tuberculose peut être unilatérale, ou bilatérale; dans le second cas, on observe, fréquemment, des *lésions croisées*, prédominant en arrière d'un côté, et en avant de l'autre. D'une manière générale, une lésion localisée comporte un pronostic moins sévère qu'une lésion étendue; nous verrons que cette règle n'est, cependant, pas absolue.

L'*évolution du tubercule* peut se faire vers la fibrose ou la caséification. Le plus souvent, la tuberculose est à la fois fibreuse et caséeuse (Grancher); à l'autopsie, on trouve à la fois des lésions de sclérose, et des foyers caséifiés. Mais le pronostic est, on le conçoit, fort variable, suivant qu'il y a prédominance de fibrose ou de caséification. La tuberculose fibreuse est, en effet, un processus de guérison, à l'exception de certaines formes, encore imparfaitement connues, qui s'accompagnent d'une sclérose généralisée et diffuse, et évoluent très rapidement vers la mort. Au contraire, le pronostic devient fort grave, lorsque la maladie atteint sa phase ulcéreuse; les chances de guérison sont infiniment moins grandes lorsque la tuberculose est *ouverte* que lorsqu'elle est *fermée;* cependant, même alors, sa *durée* peut être fort longue : on peut observer des périodes de trêve, plus ou moins longues, entrecoupées de poussées irrégulières; même à la phase d'excavation, il ne faut pas désespérer, dans certains cas, de la guérison.

Les *symptômes d'intoxication générale* sont bien plus importants, pour le pronostic, que les symptômes locaux. En effet, la tuberculose est parfaitement curable tant qu'elle demeure maladie locale, ou, du moins, qu'elle ne détermine qu'une intoxication générale peu prononcée; il en est autrement lorsque l'état général est profondément altéré.

Mais ses diverses altérations sont loin d'avoir une égale valeur séméiologique.

L'*amaigrissement* ne comporte pas un pronostic fatal, au moins tant qu'il ne dépasse pas certaines limites. Il n'est même pas absolument incompatible avec l'amélioration de la maladie; certains malades continuent à maigrir alors même qu'ils commencent à aller mieux, et ne reprennent de l'embonpoint qu'assez lentement. Toutefois, un amaigrissement qui s'accentue régulièrement, quoi qu'on fasse, et surtout s'il est rapide, comporte un pronostic très sévère.

La perte des forces physiques et morales est bien plus grave que l'amaigrissement. Beaucoup d'auteurs ont remarqué que les malades qui se laissent aisément déprimer, ceux qui perdent courage, arrivent rapidement à la consomption, alors même que les signes physiques n'indiquent que des lésions peu avancées et peu étendues. D'où cette indication que le médecin doit s'occuper, avant tout, de remonter les forces physiques et morales des tuberculeux.

La *fièvre* est un des meilleurs guides pour le pronostic. Toute tuberculose fébrile est grave : très fréquemment, on voit une tuberculose, jusque-là torpide et d'apparence bénigne, prendre, dès qu'apparaît la fièvre, une marche rapide, et aboutir rapidement à la consomption. Nous avons déjà fait remarquer, à propos des hémoptysies de la première période, que celles qui s'accompagnent d'une poussée fébrile sont souvent suivies d'une poussée aiguë de la tuberculose ; le pronostic sera d'autant plus grave que la fièvre est plus élevée, plus tenace et cède moins facilement au repos et aux fébrifuges.

La *tachycardie* est un signe important dont l'étude peut fournir de précieux renseignements. Voici les conclusions des recherches faites par M. Faisans à ce sujet : la tachycardie existe chez 70 à 80 pour 100 des tuberculeux ; elle peut se montrer 6 mois avant l'apparition des autres signes ; en ce cas, elle est l'indice précoce de l'imprégnation tuberculeuse, d'autres fois, elle est due à l'adénopathie trachéo-bronchique, qui, parfois, au contraire, provoque le ralentissement du pouls. La tachycardie des tuberculeux est généralement instable, s'exagérant au moindre effort, ou après les repas ; elle indique une tendance de la maladie à l'*éréthisme*, et prédispose aux poussées congestives, aux hémoptysies, aux complications inflammatoires du poumon, à l'éruption de poussées de granulie. Elle comporte certaines indications thérapeutiques, elle oblige les malades à garder le repos, tout comme la fièvre dont elle est, d'ordinaire, un signe avant-coureur ; elle constitue une contre-indication à l'emploi de la créosote qui augmente la tendance aux congestions ; enfin, la suralimentation doit être modérée, si elle augmente la tachycardie.

Les *sueurs profuses* s'observent surtout chez les malades qui s'acheminent vers la consomption, et terminent ordinairement les accès fébriles dont elles font, en quelque sorte, partie. En elles-mêmes, les sueurs trop abondantes peuvent aider à la consomption par la déperdition d'eau et de sels qu'elles entraînent, leur abondance est parfois telle qu'elle entraîne des indications thérapeutiques spéciales.

L'*état des voies digestives* doit beaucoup préoccuper le médecin, même indépendamment de l'envahissement, d'ailleurs peu fréquent, des voies digestives par la tuberculose. On sait que l'effort principal du traitement consiste, bien souvent, à mettre par la suralimentation le malade en état de lutter contre la tuberculose, voilà pourquoi la conservation de l'appétit et l'intégrité des voies digestives ont une telle importance. Les troubles gastro-intestinaux que l'on observe tiennent, le plus souvent, à l'intoxication générale de tout l'organisme; d'autres fois, ils sont simplement engendrés par la déglutition des crachats: il suffit alors de prévenir le malade, ou bien de diminuer l'expectoration pour améliorer la dyspepsie. La *toux émétisante* des tuberculeux est due à un réflexe; il est, d'ordinaire, facile de la faire cesser par l'emploi des anesthésiques, tels que l'eau chloroformée en potion prise au moment des repas. La *diarrhée* a, au contraire, beaucoup plus d'importance, elle épuise parfois les malades, et les conduit vite à la consomption. Il vaut mieux avoir affaire à des sujets constipés et, soit dit en passant, il ne faut pas trop combattre la constipation chez les tuberculeux; quelquefois un simple purgatif suffit pour amener une débâcle diarrhéique, qui sera suivie d'une diarrhée persistante.

Souvent, enfin, les troubles dyspeptiques sont dus à la *stéatose du foie*, si fréquente chez les tuberculeux.

L'*état de la fonction urinaire* prend actuellement une importance séméiologique de plus en plus considérable. Tout d'abord, on sait que beaucoup de tuberculeux ont de la *polyurie habituelle*, qui est considérée par nombre de médecins comme un phénomène salutaire favorisant l'élimination des toxines. On sait que beaucoup de tuberculeux ont une phosphaturie notable, survenant par poussées, parfois même précédant les autres signes de la tuberculose. Cette phosphaturie, jointe à la déperdition exagérée de sels minéraux ou organiques, peut servir à évaluer le « bilan de la nutrition des tuberculeux ». D'autre part, un tiers environ des tuberculeux sont, d'après Lécorché et Talamon, atteints d'*albuminurie;* elle est généralement peu considérable, variant de 25 centigr. à 1 gr.; elle est souvent transitoire, et, dans bien des cas, orthostatique, cyclique. Le professeur Teissier a insisté sur son apparition précoce, prétuberculeuse; quant à sa pathogénie, elle ne relèverait d'une *néphrite* véritable que chez 1/5 des tuberculeux (Potain); dans les autres cas, elle serait, pour Le Noir, liée à l'insuffisance gastro-hépatique. En tous cas, la constatation d'albuminurie est d'un fâcheux augure, elle gêne l'alimentation des malades et aide à leur affaiblissement.

L'*anémie* est des plus variables. Dans certaines formes (*tuberculose floride*), le malade garde pendant très longtemps un aspect de santé parfaite; cet état peut coïncider avec des lésions très avancées, des cavernes multiples. Mais, en général, le malade est pâle, anémié, surtout à la période consomptive de la maladie, et le degré de cette anémie est un précieux élément de pronostic.

Les *globules rouges* sont diminués de nombre d'une manière générale, avec diminution de la valeur globulaire. On note de la leucocytose: le pourcentage des différentes formes de leucocytes varie suivants de nombreuses conditions, actuellement à l'étude.

b) Complications. — On peut les diviser en trois groupes: 1° complications locales dues au processus ulcéreux; 2° extension et généralisation de la tuberculose; 3° infections secondaires.

1° Complications locales dues au processus ulcéreux. — *Hémoptysies.* — Les hémoptysies de la période ulcéreuse sont beaucoup plus rares, mais aussi infiniment plus graves que celles de la première période de la maladie; elles sont dues à la rupture des anévrysmes de Rasmussen, et amènent souvent la mort en anémiant rapidement le sujet par leur fréquente répétition ; quelquefois, même, elles sont foudroyantes. Leur gravité est d'autant plus grande qu'on ne peut, en général, rien contre elles ; rappelons que les parois des dilatations anévrysmales présentent la dégénérescence amyloïde.

Au cours de la période ulcéreuse, on peut observer l'ouverture dans la plèvre; elle est rare, en raison de la fréquence de la symphyse pleurale, chez les tuberculeux. On l'observe surtout à l'occasion de la fonte caséeuse d'un petit tubercule, immédiatement sous-pleural ; elle donne lieu à un pneumothorax ou à un pyopneumothorax.

2° **Extension et généralisation de la tuberculose.** — Les crachats bacillifères contaminent habituellement les *bronches*, qui présentent souvent des lésions tuberculeuses, chez les vieux tuberculeux. La *tuberculose laryngée* s'observe fréquemment, au cours de la tuberculose pulmonaire, quelquefois dès son début ; elle peut, alors, être la manifestation initiale de la tuberculose; très souvent, on la voit apparaître au cours d'une tuberculose chronique, déjà avancée, et elle amène d'ordinaire, rapidement, la terminaison fatale. C'est à la déglutition des crachats bacillifères que l'on attribue, d'ordinaire, l'envahissement des voies digestives, au cours de la tuberculose pulmonaire (1).

La tuberculose se propage fréquemment par *voie lymphatique*. Presque toujours, à l'autopsie de tuberculeux, on trouve des lésions des ganglions trachéo-bronchiques, dont la nature tuberculeuse est souvent évidente, particulièrement chez l'enfant où l'adénopathie trachéo-bronchique est la règle, et l'emporte souvent, comme importance, sur les lésions

(1) Nous renvoyons, pour plus amples détails, aux *Aide-Mémoire des Maladies de l'Estomac et de l'Intestin*.

pulmonaires. Il est fort probable que la tuberculose peut ensuite s'étendre aux autres ganglions (surtout les ganglions cervicaux); c'est vraisemblablement par voie lymphatique que se fait l'envahissement des séreuses (plèvres, péritoine, et, dans certains cas, méninges). Par contre, la tuberculisation de l'organisme peut débuter par le système lymphatique et s'étendre ensuite au poumon ; on sait que bien souvent, chez l'adulte, les bacilles arrêtés par les amygdales peuvent déterminer une tuberculisation du système lymphatique, et, ensuite, envahir le poumon. On tend à admettre aujourd'hui que, chez l'enfant, l'adénopathie trachéo-bronchique peut, dans certains cas, précéder la tuberculose pulmonaire. La signification exacte de la micropolyadénite est encore mal connue.

Enfin on peut observer la *généralisation par voie sanguine*, donnant lieu, soit à la granulie, soit à la production de foyers tuberculeux dans d'autres organes (foie, rate, méninges, etc.).

3° **Infections secondaires.** — Les plus importantes sont les infections de l'arbre aérien ; elles peuvent, ou bien préparer le terrain à la tuberculose, ou bien venir aider sa progression. On sait quelle importance énorme ont toutes les lésions inflammatoires du poumon, depuis la simple congestion éphémère, jusqu'à la pneumonie ou la broncho-pneumonie, sur le développement et l'extension de la tuberculose pulmonaire ; celle-ci, latente parfois depuis très longtemps, semble éclater brusquement à la suite d'une grippe ou de quelque infection pulmonaire ou broncho-pulmonaire, ou bien une tuberculose chronique et torpide prend brusquement une marche rapide ; on connaît l'influence particulièrement néfaste de la broncho-pneumonie sur la tuberculose, c'est à leur association qu'est due la forme spéciale connue sous le nom de *phtisie galopante*. Les infections secondaires sont à peu près la règle à la période ulcéreuse de la maladie. Rarement, on observe la *gangrène* des parois de l'excavation; ordinairement la pullulation des pyogènes au sein des foyers de tuberculose ulcérée facilite l'apparition de la « fièvre hectique » et vient hâter la consomption.

Les *bronchites* sont très fréquentes au cours de la tuberculose pulmonaire chronique, même en l'absence de tout envahissement des bronches par la tuberculose. Elles peuvent induire en erreur et faire croire à l'existence d'une tuberculose plus avancée qu'elle ne l'est en réalité; souvent, au cours de la première période de la tuberculose pulmonaire, on observe des signes qui semblent devoir indiquer le ramollissement et qui, en réalité, sont dus simplement à une poussée de bronchite localisée au sommet; lorsqu'après un temps variable celle-ci disparaît, on peut se rendre compte du degré réel de la tuberculose et reconnaître que la maladie n'a pas dépassé la phase de germination, ou celle de conglomération.

Il est de règle d'observer, chez les tuberculeux anciens, un catarrhe chronique de la trachée et des bronches avec, le plus souvent, des lésions similaires du pharynx et des fosses nasales.

Nous ne ferons que mentionner les autres infections secondaires qui peuvent apparaître au cours de la tuberculose pulmonaire chronique, néphrite banale, *phlegmatia alba dolens*, etc...

c) Variations suivant le terrain. — 1° Les *conditions physiologiques* modifient profondément la marche de la tuberculose. Chez l'*enfant*, la déchéance de l'organisme est rapide, la tuberculose se généralise vite, l'adénopathie trachéo-bronchique est souvent plus importante que la lésion pulmonaire;

chez le vieillard, la tuberculose évolue sans réaction, de façon torpide, mais conduit vite à la déchéance de tout l'organisme; la *grossesse* imprime trop souvent une marche rapide à la maladie, ou bien la femme supporte bien sa grossesse, mais après l'accouchement, et surtout pendant la lactation, la tuberculose prend une marche rapide.

2° **Tares ou maladies antérieures.**—Elles peuvent retarder ou, au contraire, favoriser le développement de la tuberculose. Parmi celles qui retardent le développement de la tuberculose, citons, en première ligne, le *rétrécissement mitral pur*, dont MM. Potain et Pierre Teissier ont montré l'heureuse action sur la tuberculose pulmonaire, qui évolue plus volontiers vers la fibrose, ce qu'ils attribuent à la stase sanguine due à la sténose. M. Marfan attribue la même influence heureuse à tous les états qui augmentent la tension artérielle (artério-sclérose, etc.); certains médecins s'efforcent même, en soumettant les tuberculeux à des exercices musculaires raisonnés, de provoquer chez eux une hypertrophie cardio-vasculaire capable de relever leur tension artérielle.

On sait depuis longtemps que les sujets *lymphatiques* « scrofuleux » font, volontiers, des tuberculoses torpides, d'évolution très lente. Mais, à l'autopsie, on ne trouve aucun indice de réaction de l'organisme contre la tuberculose, ni aucune trace d'un processus quelconque de restauration. Pour certains auteurs, c'est cette indifférence de l'organisme des sujets atteints de lymphatisme, qui imprimerait à la maladie son allure spéciale traînante et torpide.

Au contraire, l'*arthritisme*, prédisposant aux congestions et aux scléroses, imprime à la tuberculose une allure bruyante, avec fièvre intense, poussées de congestion pulmonaire, hémoptysies; « mais l'intensité même de la réaction indique l'acuité de la lutte, le degré de la résistance. Les crises se succèdent plus ou moins nombreuses, plus ou moins intenses. A chacune d'elles correspond l'éclosion d'un nouveau foyer, limité, il est vrai, et dont la sclérose — qui chez l'arthritique est le mode de terminaison de tout travail inflammatoire — finit par avoir raison. Dans cette lutte entre l'arthritique et la tuberculose, le premier l'emporte souvent, ne gardant comme souvenir qu'un îlot de sclérose plus ou moins étendu, département pulmonaire fonctionnellement perdu.

« D'autres fois la répétition des crises, l'envahissement progressif du parenchyme pulmonaire, la confluence des foyers de sclérose amènent peu à peu l'arthritique à la mort. Mais à l'inverse du lymphatique, celui-ci ne meurt pas de sa tuberculose : par suite du rétrécissement progressif de son champ d'hématose, par suite de la gêne de la circulation pulmonaire, le fonctionnement du cœur s'altère ; ce tuberculeux devient un cardiaque et meurt en asystolie, tandis que le lymphatique était mort en pleine cachexie tuberculeuse.

« A l'autopsie de cet arthritique, tout témoignera des difficultés que la tuberculose a eues à envahir son poumon, tout, et surtout l'état de son cœur (1). »

Les *intoxications chroniques*, notamment l'*alcoolisme*, accélèrent l'évolution de la phtisie, contrairement à l'opinion de Magnus Huss, Tripier et Leudet, qui attribuent à l'usage de l'alcool une heureuse influence sur la tuberculose.

La tuberculose est volontiers torpide, chez les *diabétiques*, mais, malgré le peu de symptômes, elle évolue souvent très rapidement, conduisant fré-

(1) Chrétien. *Semaine médicale*, mars 1898.

quemment les malades à la consomption au bout de quelques mois.

La *syphilis* aggrave la tuberculose et en précipite la marche, surtout lorsque la tuberculose apparaît au cours de la période secondaire de la maladie, alors que l'organisme est déjà profondément anémié par la syphilis ; probablement aussi il faut tenir compte de la réaction ganglionnaire si intense à cette période de la syphilis; elle est fort capable d'affaiblir la défense phagocytaire de l'organisme. M. Landouzy fait cependant une réserve au sujet des malades ayant une syphilis déjà ancienne, datant, par exemple, d'une vingtaine d'années. Lorsque ces malades se tuberculisent, ils font une tuberculose lente, torpide, non diffusante.

D'autre part, le professeur Fournier a montré que la *syphilis héréditaire* constitue une prédisposition puissante à la tuberculose, et que, sur ce terrain, la phtisie évolue avec une vive intensité.

Etiologie. — Nous avons, chemin faisant, énuméré un grand nombre des *causes prédisposantes* à la tuberculose; sans vouloir écrire l'étiologie complète de cette maladie, nous devons insister sur les points dont la connaissance est indispensable au praticien.

1° La tuberculose est-elle d'origine fœtale? — Cette opinion a été soutenue par Baumgarten; les lésions pourraient demeurer latentes pendant une partie plus ou moins grande de l'existence jusqu'au jour où surviendrait la cause occasionnelle qui fait éclater la maladie. On conçoit l'immense intérêt pratique qui s'attache à la solution de cette question. Or, il semble aujourd'hui démontré que la tuberculose est le plus souvent acquise après la naissance.

2° Quelle est l'influence des tares héréditaires sur

le développement de la tuberculose?—Des parents tuberculeux peuvent fort bien donner naissance à des rejetons eux-mêmes indemnes de toute tuberculose, mais il est avéré que les fils de tuberculeux, d'alcooliques, les enfants atteints de sypgilis héréditaire, etc., sont, plus que les autres, prédisposés à la tuberculose. M. Landouzy a particulièrement insisté sur l'aspect spécial des « candidats » à la tuberculose; ce sont des individus chétifs, pâles, aux longs cils, aux cheveux longs et soyeux, aux grands yeux dont les conjonctives ont souvent une teinte bleutée; leur poitrine est étroite, les épaules comme resserrées avec projection en dehors de l'angle inférieur de l'omoplate, par insuffisance du grand dentelé (scapulæ alatæ). Ces sujets sont faibles, sans résistance, se fatiguent pour un rien; en particulier, ils s'essoufflent au moindre effort, et s'enrhument aisément. Souvent, on constate chez eux un catarrhe naso-pharyngé chronique, avec développement de granulations pharyngées, de végétations adénoïdes.

Nous ne reviendrons pas sur ce que nous avons dit, dans le paragraphe précédent, au sujet de l'influence que peuvent exercer les différents états morbides sur la marche de la tuberculose pulmonaire.

3° **Comment se fait la contagion?**— Exception faite pour les cas rares où le bacille est inoculé par une plaie (piqûre anatomique, etc.), la tuberculose pulmonaire est due généralement à l'introduction du bacille dans l'organisme, soit par *ingestion*, soit par *inhalation*. Le premier mode de contagion, d'ailleurs moins fréquent, a été étudié par nous (1).

Le mode habituel de contagion semble bien être la *contagion par inhalation* de poussières bacilli-

(1) Voy. P. Lefert, *Aide-Mémoire des Maladies de l'intestin* (p. 65).

fères. Elle se fait par les crachats bacillifères, qui, desséchés, se trouvent mêlés aux poussières de l'air atmosphérique, d'où l'obligation pour le médecin, dès que l'on constate dans une famille un cas de tuberculose ulcérée, de prendre les mesures nécessaires pour diminuer, autant que possible, les dangers de contagion pour les personnes qui cohabitent avec le tuberculeux. Il faut recommander au malade de ne pas cracher par terre ou dans des linges qui ne seront pas soumis à la désinfection ; le mieux est de le faire cracher dans un crachoir, qui sera stérilisé tous les jours. Il faut faire désinfecter soigneusement le logement et tous les objets qui ont pu servir à un tuberculeux, se méfier en particulier des poussières que recèlent les meubles et les tentures. Dans les sanatoria et les hôpitaux, on complète ces mesures préventives par d'autres, telles que la suppression absolue du balayage à sec, qui est remplacé par l'essuyage avec un linge humide ; toutes les mesures prophylactiques que l'on peut prendre ne suffisent jamais à amener la sécurité complète. Le mieux à faire est d'isoler les tuberculeux en les envoyant dans des sanatoria. Notons, en passant, que la contagion par voie génitale, quoique rare, est cependant indiscutable.

4° **Quelle est l'influence des conditions hygiéniques sur le développement de la tuberculose?** — Le moyen le plus efficace de lutter contre la tuberculose est, à coup sûr, de mettre les sujets qui en sont atteints, et les sujets sains, en état de lutter contre l'infection : on y arrive en évitant le surmenage physique et moral, en assurant une alimentation suffisante, et une hygiène convenable. Ces préceptes tiennent, d'ailleurs, une place prépondérante dans le traitement de la tuberculose pulmonaire, tel qu'on le comprend actuellement.

L'influence néfaste de la fatigue physique est rendue évidente par de véritables petites épidémies de tuberculose, qui apparaissent chez des soldats en campagne, ou chez des ouvriers fournissant un travail physique au-dessus de leurs forces. D'autre part, une vie trop sédentaire et sans exercices physiques contribue à affaiblir l'organisme, et à le mettre dans un état de réceptivité plus grande vis-à-vis de la tuberculose.

Les fatigues morales, les soucis, les chagrins ont une influence non moins évidente. Nous avons déjà dit que la tuberculose affecte une allure particulièrement rapide chez les sujets déprimés et insisté sur le souci que doit avoir le médecin de remonter le moral, autant que le physique de ses malades.

L'alimentation paraît souvent suffisante comme quantité, alors qu'elle ne l'est pas, en réalité, comme qualité. Nous reviendrons sur ce point en traitant de l'alimentation des tuberculeux.

Enfin, l'inobservance des règles fondamentales d'hygiène prédispose singulièrement à la tuberculose. On sait combien cette maladie est plus fréquente dans les villes, surtout dans les milieux ouvriers, où l'homme vit loin du grand air et de la lumière, dans des ateliers ou des logements insalubres, où s'entassent un trop grand nombre de personnes, et où les soins les plus élémentaires de propreté sont souvent complètement négligés.

Traitement. — Le médecin doit s'appliquer à remplir trois ordres d'indications : 1° suralimenter le malade; 2° le soumettre à une hygiène appropriée; 3° combattre, par des médications appropriées, les principaux symptômes.

1° Suralimentation. — Un tuberculeux ne doit pas seulement absorber la quantité d'aliments prévue par la *ration d'entretien*, mais il doit s'alimenter autant que le permet l'état de ses voix digestives.

En outre, le choix des aliments est loin d'être indifférent; les tuberculeux doivent surtout absorber une grande quantité d'aliments azotés. Le pain leur est peu utile; ce qu'il faut surtout leur prescrire, ce sont les viandes, les poissons, les œufs, dont le jaune est riche en albumines phosphorées (lécithine).

La viande doit être peu cuite, ou même *crue;* elle est, en cet état, plus nourrissante et plus facile à digérer. Il vaut mieux choisir de la viande de mouton, pour écarter le danger des parasites qui peuvent se trouver dans les muscles du bœuf ou du porc. La préparation de la viande crue doit se faire selon les indications suivantes : prendre de beaux morceaux de viande (noix de côtelettes, par exemple), bien dégraissée et débarrassée de toutes les parties blanches : en râcler la surface avec un vieux couteau coupant mal, de manière à réduire la viande en une pulpe grossière que l'on passe sur un tamis à viande. La pulpe ainsi tamisée peut être présentée aux malades de différentes façons : ordinairement, on la délaie dans du bouillon soigneusement dégraissé, et pas trop chaud, afin de ne pas coaguler la viande qui prendrait un aspect grisâtre, désagréable à l'œil, et serait moins digestible; la bouillie ainsi obtenue doit avoir, à peu près, la couleur et la consistance du jus de tomates. On peut encore faire prendre la viande crue dans du café au lait tiède, dans du lait, avec des purées de pois, de haricots... Souvent, on la donne en boulettes, de la grosseur d'une bille, roulées, suivant les préférences du malade, dans du sucre ou dans du sel. La dose de viande crue à absorber par jour varie de 200 à 500 gr. suivant l'âge, le sexe, la constitution, l'appétit du malade.

Lorsque le malade a une certaine répugnance à prendre la viande crue, ou bien que son estomac s'en fatigue, on peut remplacer une partie des substances albuminoïdes par la graisse, dans l'alimentation ; en particulier, on peut recommander le lard peu cuit, le lait, et, surtout, le *beurre*, qui constitue un aliment de premier ordre; les œufs, et, spécialement, les jaunes (faire prendre au malade, de 2 à 6 jaunes d'œufs crus dans du lait tous les jours). On pourra obtenir une grande variété de mets en combinant le lait et les œufs, sous les diverses formes de crèmes, de gâteaux, de pâtes, en évitant les pâtisseries, trop lourdes à digérer. Enfin, les fromages, les légumes (pois, haricots, lentilles, qui sont très riches en phosphore) pris en purée, pour les débarrasser de leur enveloppe celluleuse, constituent d'excellents aliments pour les tuberculeux.

L'*huile de foie de morue* constitue un aliment précieux, à cause de sa teneur en graisses. Il faut se défier des huiles « désodorisées » et incolores, qui ont, souvent, perdu leurs principales propriétés utiles. On fait prendre l'huile de foie de morue soit pure, par cuillerées (2 à 6 cuillerées à bouche par jour avant les repas), ou bien entre deux couches de jus d'orange, dans du café, du sirop, etc... ou, enfin, sous formes de capsules.

Nous avons dit que les tuberculeux doivent être suralimentés ; le degré de cette suralimentation varie suivant la tolérance individuelle qu'il faut avoir soin de ne jamais dépasser. En effet, ce n'est pas tout d'obtenir que les malades mangent beaucoup ; il faut qu'ils digèrent ce qu'ils mangent; on doit toujours éviter de surcharger l'estomac ; en cas de dyspepsie nette, il vaut mieux diminuer momentanément la suralimentation, que vouloir passer outre.

Enfin, la suralimentation ne doit pas augmenter la tachycardie. Il faut surveiller les résultats de la suralimentation, en pesant régulièrement le malade tous les quinze jours.

2° SOINS HYGIÉNIQUES. — Leur importance découle de ce que nous avons dit au sujet de l'influence que peuvent avoir de mauvaises conditions hygiéniques sur l'éclosion et la marche de la tuberculose pulmonaire. Les soins hygiéniques se résument en trois mots : *repos*, *air*, *lumière*, auxquels il faut adjoindre, dans certains cas, le changement de climat ; cures d'altitude, cures d'eaux thermales, climats de plaine, climats maritimes.

Repos. — Son heureuse influence est manifeste, surtout dans la classe ouvrière, où la tuberculose trouve souvent, dans le surmenage et dans la privation de sommeil, de précieux auxiliaires. Dans ces conditions, il suffit, bien souvent, d'admettre de malheureux phtisiques à l'hôpital, pour les voir, sous l'influence du repos, et d'une nourriture un peu plus saine et plus abondante, reprendre, parfois très rapidement, le dessus. Mais que faut-il entendre par repos ? Certains malades ne doivent pas quitter le lit ; ce sont les *fébricitants;* cette indication est formelle ; tant que la température vespérale dépasse 37, 5, les malades doivent garder le repos absolu au lit, ou sur une chaise-longue. Le repos absolu est le meilleur traitement à opposer à la fièvre des tuberculeux ; souvent, on la voit tomber au bout de quelques jours ou de quelques semaines passées au lit, tandis que, si on laisse ces malades se lever, on les voit, souvent, s'affaiblir de plus en plus ; la fièvre augmente, l'appétit disparaît, la consomption progresse rapidement. Il faut aussi faire se reposer complètement des tuberculeux trop faibles, ceux qui ont aisément de la dyspnée d'effort, ou de la tachycardie. Ceux qui ne rentrent dans aucune de ces catégories ont, au contraire, intérêt à se lever et à prendre un peu d'exercice physique, qui augmentera leurs forces et leur appétit; mais jamais ils ne doivent se sentir fatigués; en outre, on fera bien de les faire rentrer et coucher, dès que, vers le crépuscule, la température commence à s'abaisser ; jamais les tuberculeux ne doivent affronter les intempéries.

Le repos doit être aussi bien moral que physique; les malades devront renoncer absolument à toute occupation exigeant une tension d'esprit même légère ; toutefois, il ne faut pas les laisser trop désœuvrés, dans la crainte de les voir s'abîmer dans la contemplation de leur maladie, et tomber dans la mélancolie; dans les sanatoria, on tâche, au contraire, de distraire le plus possible les malades, sans jamais cependant les fatiguer.

Air et Lumière. — Non seulement les tuberculeux doivent habiter un logement bien aéré, mais ils doivent autant que possible vivre au grand air; c'est-à-dire dehors pendant les heures chaudes de la journée, toutes les fois que le temps le permet. Même en hiver, on ne craindra pas de les sortir, en les couvrant suffisamment pour éviter les refroidissements. Par contre, ils doivent éviter le froid humide et seront abrités de la lumière solaire trop directe. Lorsque les malades doivent garder le repos absolu, on ouvrira largement les fenêtres de leur chambre, ou mieux on peut transporter leur lit ou leur chaise longue dehors, pendant les heures chaudes de la journée.

La tuberculose pulmonaire étant surtout fréquente dans les grandes villes, la question se pose de savoir à quel moment il faut envoyer les malades à la campagne et quel climat leur sera le plus utile. D'une manière générale, il ne faut pas déplacer les tuberculeux qui ont une fièvre intense et tenace, ou bien ceux dont la maladie est en poussée aiguë; il n'y a pas grand intérêt à fatiguer par un changement de vie les phtisiques arrivés à la période de cachexie, qui ne s'alimentent plus et ne réagissent plus. Au contraire, le séjour à la campagne fera le plus grand bien aux tuberculeux qui ne sont pas en poussée; il convient spécialement aux formes torpides, lentes, dans lesquelles il faut « secouer » le malade, et réveiller la défense de l'organisme. Mais il n'est pas indifférent d'envoyer ces malades au bord de la mer, dans un pays de plaines, de montagnes, enfin dans les diverses stations hydrominérales qui se disputent les tuberculeux.

Le *bord de la mer* est extrêmement nuisible aux tuberculeux atteints d'une forme éréthique, congestive, spécialement le séjour aux plages du littoral de la Manche, au premier rang desquels celle de Berck leur est souvent fatal; la maladie prend une marche aiguë et évolue en quelques mois; il en est de même pour une partie des côtes bretonnes. Au contraire, le climat plus chaud, plus égal des plages de la Méditerranée, ou d'Arcachon, peut être fort utile à certains tuberculeux, ceux qui ont un catarrhe abondant ou des hémoptysies répétées. D'une manière générale il faut être très prudent pour autoriser des tuberculeux à prendre des bains de mer.

La *cure d'altitude* convient aux formes torpides, sans fièvre et sans hémoptysies; il ne faut pas y songer pour les formes éréthiques fébriles ou les tuberculoses ulcéreuses en voie d'évolution. L'endroit choisi doit être surtout sec, et jouir d'une température aussi égale que possible, ou tout au moins présentant des oscillations régulières; en général, les tuberculeux dyspeptiques se trouvent mieux d'un climat pas trop chaud.

Le séjour dans un *pays de plaines* convient, au contraire, aux formes fébriles, en évolution; on devra éviter les pays humides, marécageux, rechercher, de préférence, les plateaux secs, un peu abrités des intempéries.

Les stations *hydrominérales* ne sont pas seulement utiles par leur climat; l'usage de certaines eaux peut rendre des services, en modifiant la nutrition des tuberculeux. Les *eaux sufureuses* (Eaux-bonnes, Cauterets, Barèges, Luchon, Pierrefonds, Enghien) ont une action excitante et conviennent, par conséquent, aux tuberculoses torpides : on sait combien l'emploi de l'arsenic peut être utile chez les tuberculeux, d'où la vogue des eaux arsénicales spécialement celles du Mont Dore (0 mmg. 9 d'arséniate de soude par litre) et de la Bourboule : ces deux stations sont, en outre, très utiles à cause de leur climat et de leur altitude. Enfin l'usage des eaux chlorurées sodiques, telles que celles de Salins (dans le Jura), peut tonifier l'organisme.

3° TRAITEMENT MÉDICAMENTEUX DES SYMPTÔMES. — Nous ne reviendrons pas sur le traitement des *hémoptysies*.

Poussées congestives. — La *révulsion* peut rendre des services, à condition d'être judicieusement employée. Il faut savoir que les pointes de feu augmentent plutôt la congestion, et peuvent provoquer des hémoptysies ; leur emploi conviendra donc surtout aux formes torpides.

Contre les poussées congestives, il vaut mieux employer les ventouses, les cataplasmes sinapisés, enfin les petits vésicatoires (mouches de Milan). Certains auteurs conseillent de modifier la circulation générale par l'emploi de la digitale, de la caféine, des sels de quinine. Enfin, on peut employer, en cas de congestion intense, l'ipéca à doses nauséeuses, comme pour les hémoptysies. Enfin, on recommande parfois la teinture d'*Hammamelis virginica* (1 gr. 20 à 1 gr. 60 par jour).

Toux. — Certains malades ont une toux quinteuse extrêmement pénible, qui empêche parfois le sommeil et qui les épuise rapidement. On peut, en général, la calmer par l'emploi des opiacés (julep, diacode, codéine, morphine), et les calmants en général. Songer toujours à rechercher si la toux quinteuse n'est pas due à une laryngite ou à l'adénopathie trachéo-bronchique.

Toux émétisante. — On la calme, en général, facilement, par l'emploi de l'*eau chloroformée* saturée, dont on prescrit une cuillerée à soupe dans un peu d'eau ou de lait au début des repas. Maximum 5 à 6 cuillerées par jour. On peut, si l'on veut, remplacer l'eau chloroformée par l'*eau bromoformée*, qui s'emploie aux mêmes doses.

Douleurs thoraciques. — Certains tuberculeux souffrent de névralgies thoraciques des plus pénibles. Souvent, l'application de ventouses scarifiées, ou du froid, sous forme de stypage ou chlorure d'éthyle, suffit pour amener un soulagement momentané ; on peut encore essayer l'injection sous-cutanée, aux points douloureux, de quelques centimètres cubes d'eau salée (à 7 gr. 5 de sel par litre) ; ce mode de traitement a donné de bons résultats dans les cas de névralgie par névrite.

Expectoration. — La *créosote* peut, dans les cas d'expectoration abondante, rendre des services inappréciables, surtout dans les formes torpides et chez les scrofuleux. Mais elle ne convient pas dans les formes éréthiques, chez les arthritiques, les goutteux, les formes avec hémoptysies et poussées congestives répétées, dans les formes fébriles. Il ne faut l'employer qu'en cas de catarrhe abondant. Enfin, la créosote donne fréquemment des troubles dyspeptiques, après une phase transitoire, pendant laquelle l'appétit est augmenté; certains malades ne peuvent pas la supporter, et éprouvent, dès les premiers jours, des crampes gastro-intestinales fort pénibles.

Il est préférable d'employer la créosote en potion que l'on fait diluer dans de l'eau ou du lait, pour éviter l'action caustique de la créosote ; on peut en faire prendre de 0 gr. 50 à 1 gr. 50 par jour.

Vin créosoté (Dujardin-Beaumetz) :

Créosote pure...........................	6 gr.
Alcool.................................	250 —
Banyuls q. s. p. 1 litre.	

2 à 4 cuillerées par jour.

On peut encore prescrire de l'huile de foie de morue créosotée, contenant de 1 gr. 50 à 2 gr. de créosote pour 100 d'huile (2 à 4 cuillerées à bouche par jour). Certains auteurs vont beaucoup plus loin, et font prendre jusqu'à 5 gr. de créosote par jour à des enfants qui, d'ailleurs, supportent bien ces doses considérables. En tous cas, jamais il ne faudra arriver à l'intoxication ; les urines noires importent peu ; les premiers signes sérieux sont : des sueurs, le refroidissement des extrémités, avec petitesse du pouls. On a observé des accidents pseudo-méningés.

On peut employer la créosote en *lavements* (Hanot), 50 cgr. à 2 gr. par jour en lavement ; 2 par jour, ou bien en *injections sous-cutanées* (huile d'amandes douces stérilisée, 15 gr. ; créosote pure de hêtre, 1 gr.). Mais il faut bien savoir que les troubles dyspeptiques s'observent même quand on emploie la créosote en injections sous-cutanées.

La créosote peut être remplacée par : le *carbonate de gaïacol*, produit plus pur, mais qui doit être employé à plus faibles doses (50 cgr. à 1 gr.) ; l'*eucalyptol* (25 à 50 cgr. par jour) ; la *terpine*, aux mêmes doses que pour les bronchites chroniques, enfin, le *cinnamate de soude*.

On remplace parfois l'ingestion de ces médicaments par l'inhalation de vapeurs de créosote, d'eucalyptus, ou d'eaux sulfureuses.

Troubles dyspeptiques. — Eviter de « droguer » les phtisiques; sous prétexte de leur donner de l'appétit, on les bourre, souvent, de préparations multiples qui n'ont d'autre effet que d'augmenter encore la dyspepsie. Il faut, chez eux, se contenter de combattre les fermentations gastro-intestinales, quand elles sont par trop exagérées ; on peut cependant exciter l'appétit par l'emploi judicieux et pas trop prolongé des amers ou des persulfates (1). L'application locale du froid, sur la région épigastrique, donne, parfois, de bons résultats.

Diarrhée. — Il faut, tout d'abord, éviter de le provoquer, par l'emploi intempestif de purgatifs. Parmi tous les moyens qui ont été préconisés contre la diarrhée des tuberculeux, on peut recommander surtout l'emploi du képhir, du talc (100 à 200 gr. par jour dans du lait, Debove), de la craie, du bismuth (2 à 4 gr. par jour), enfin de la *tannalbine*, qui est susceptible d'enrayer même des diarrhées rebelles à d'autres traitements.

Sueurs profuses. — On peut les modérer par l'emploi du *phosphate de chaux* (1 à 3 gr. par jour dans du lait).

Fièvre. — Le meilleur traitement de la fièvre des tuberculeux est le repos absolu, tant que la tempé-

(1) V. Lefert, *Aide-Mémoire des Maladies de l'estomac.*

rature ne sera pas tombée définitivement à 37° 5 le soir. C'est là une indication formelle. Parmi les fébrifuges, on peut employer, soit l'*antipyrine*, qui a été considérée comme un spécifique de la fièvre tuberculeuse, soit le *sulfate de quinine*, qui est, en même temps, un tonique général. Mais il ne faut pas abuser des fébrifuges ; leur action ne doit pas être prolongée trop longtemps.

NUTRITION GÉNÉRALE DES TUBERCULEUX. — On a préconisé un grand nombre de médicaments dans le but de remonter la nutrition générale des tuberculeux : actuellement, on donne la préférence aux *arsenicaux* et aux *phosphates*.

Les *ferrugineux* doivent être rejetés dans les formes fébriles, et avec poussées congestives, qu'ils augmentent encore. MM. Hérard, Cornil et Hanot préconisent, au contraire, leur emploi, surtout sous forme d'iodure de fer, dans les formes apyrétiques, lorsqu'il n'y a pas de tendance marquée aux hémorragies (donner de 1 à 10 centigr. par jour).

L'*arsenic* peut être prescrit soit sous forme de *liqueur de Fowler* (X gouttes par jour), soit sous forme de *granules de Dioscoride* (dont chacune renferme environ 1 mmg. d'arsenic. En donner de 2 à 4 par jour), etc... Actuellement, on préfère s'adresser au *cacodylate de soude*, qu'on emploie, surtout, en injections hypodermiques (de 2 à 5 centigr. par injection; une injection tous les jours, pendant une période de 10 jours consécutifs, suivie d'un repos de 8 à 15 jours, après lequel on reprendra le cacodylate).

Quelle que soit la préparation arsenicale que l'on préfère, il faut toujours commencer par de faibles doses, et n'arriver que progressivement à la dose voulue. Ne pas prolonger longtemps sans interruption l'emploi des arsenicaux, ce qui serait dangereux; il faut faire reposer le malade pendant quelques jours, après 10 ou 15 jours de traitement, avant de recommencer à donner l'arsenic.

L'arsenic peut être dangereux, en raison de son action toxique en particulier sur le foie, qui peut être altéré de très bonne heure chez les tuberculeux, surtout s'ils sont, en même temps, alcooliques; Hanot a vu, plus d'une fois, des malades soumis à l'usage des granules de Dioscoride, à la dose de 3 à 6 par vingt-quatre heures, présenter, pendant la médication, de l'augmentation de volume du foie, une légère teinte subictérique, des épistaxis et des taches de purpura. Il faut donc ne l'employer qu'avec ménagement. Enfin, il n'est pas indifférent de le donner à tout moment de la maladie; pendant les poussées, les malades n'en retirent aucun bénéfice; son action semble surtout efficace à la fin des poussées; il donne alors un coup de fouet à l'organisme, et améliore la nutrition générale. Son action sur le sang est manifeste; après les périodes de traitement, on voit les leucocytes mononucléaires augmenter notablement de nombre; cette augmentation n'est, d'ailleurs, que transitoire. On ne sait pas encore comment il convient d'interpréter cette augmentation de mononucléose, produite par les arsenicaux.

Les *phosphates* sont surtout utiles au début de la maladie, et chez les enfants. Il faut les employer avec prudence, surtout lorsqu'on prescrit les glycérophosphates, parce qu'ils peuvent fatiguer le rein, d'ailleurs souvent malade chez les tuberculeux. On donne de 2 à 10 gr. par jour de phosphate de chaux, pour un adulte.

CHAPITRE VI

PSEUDO-TUBERCULOSES ET PNEUMOKONIOSES

I. — PSEUDO-TUBERCULOSES

Ce sont des maladies capables de donner lieu à des néoplasies tuberculeuses.

Pseudo-tuberculoses. — Elles peuvent se développer autour des *corps étrangers* inertes, ou bien, de parasites tels que tænias, cysticerques, acares, strongyles, etc. ; ces pseudo-tuberculoses ont pour caractère primordial que les pseudo-tubercules ne sont ni virulents, ni inoculables.

Pseudo-tuberculoses dues a des micro-organismes. — Elles sont plus intéressantes, elles sont virulentes, et, par conséquent, susceptibles de s'étendre et de se généraliser chez le sujet malade, et transmissibles à d'autres sujets.

Pseudo-tuberculose zoogléique de MM. Malassez et Vignal. — Elle est due à des micro-organismes spéciaux, faciles à cultiver, et remarquables par leur polymorphisme tant sur les cultures que dans l'organisme où ils se présentent sous forme de microcoques, ou de bacilles en chaînettes, confondus dans une masse (zooglée).

Aspergillose. — Parmi les autres pseudo-tuberculoses qui ont été décrites chez l'homme ou chez les animaux, l'*aspergillose* est la seule qui ait été décrite, d'une manière à peu près complète, chez l'homme. On la rencontre surtout chez les *gaveurs de pigeons* et les *peigneurs de cheveux :* elle est due surtout à un champignon, qui porte le nom d'*aspergillus fumigatus :* les signes ressemblent beaucoup à ceux de la tuberculose pulmonaire chronique à sa première période, avec des hémoptysies nombreuses, une expectoration purulente formée d'un pus verdâtre, dans lequel on peut déceler l'*aspergillus*. Enfin il peut y avoir des accès de pseudo-asthme nocturnes. Les signes physiques sont ceux d'une induration pulmonaire chronique, comme dans la tuberculose véritable.

Mais l'évolution diffère de celle de la tuberculose; tout d'abord, l'aspergillose s'accompagne d'une certaine fatigue avec dyspepsie, perte des forces : puis, la maladie évolue par poussées irrégulières que séparent des rémissions plus ou moins longues; mais on n'observe pas, comme dans la tuberculose, une extension progressive des lésions. Après une période de cachexie transitoire, les malades reprennent de l'embonpoint ; l'aspergillus disparaît des crachats et la maladie peut guérir complètement, par sclérose, au bout de quelques années. La complication la plus redoutable est l'envahissement de l'organisme par le bacille de Koch, venant se surajouter à l'*aspergillus*. Le diagnostic repose surtout sur la recherche négative des bacilles de Koch dans les crachats, et sur la constatation de l'*aspergillus*.

Actinomycose pulmonaire. — Elle donne lieu à des symptômes ressemblant à ceux de la tuberculose pulmonaire, avec expectoration chocolat, formés par un mélange de pus et de sang, dans lequel on trouve aisément des grains jaunes caractéristiques de l'actinomycose.

II. — PNEUMOKONIOSES

On désigne sous le nom de pneumokoniose l'infiltration du poumon par diverses poussières, et les phénomènes morbides qui en dérivent.

Ces poussières peuvent être :

Végétales : charbon (anthracose), tabac, poussière de coton, de bois, etc... ;

Animales, provenant de la laine, la corne, la soie, les plumes, etc. ;

Enfin, *minérales :* poussières de fer (sidérosis) ; chalicosis des tailleurs de pierres, des aiguiseurs, des polisseurs, produit par l'inhalation de poussières de silice.

Les pneumokonioses sont particulièrement fréquentes chez les sujets porteurs d'une lésion du nasopharynx les obligeant à respirer par la bouche.

Anthracose. — La plus fréquente des pneumokonioses est l'*anthracose*, physiologique chez les sujets sains, à partir d'un certain âge ; les particules de charbon qui arrivent jusqu'aux alvéoles sont englobées dans les « cellules à poussières » et infiltrent le parenchyme pulmonaire ; une certaine quantité passe dans les lymphatiques et s'arrête, en partie tout au moins, dans les ganglions trachéo-bronchiques.

Il semble bien actuellement que les troubles morbides constatés au cours des pneumokonioses (bronchites chroniques, emphysème, sclérose pulmonaire, pseudo-tuberculose pouvant aller jusqu'à la formation de cavernes pulmonaires) relèvent non de l'accumulation, dans le poumon, de poussières inertes, mais bien de l'infection dont l'éclosion est aidée par l'irritation que provoquent ces corps étrangers multiples. Cependant, l'accumulation de poussières peut gêner l'hématose au point de provoquer de l'anémie avec dyspnée d'effort.

Enfin, signalons l'existence de *crachats noirs*, plus ou moins fortement teintés en noir, par les particules de charbon rejetées par l'expectoration.

CHAPITRE VII

SYPHILIS BRONCHO-PULMONAIRE

I. — SYPHILIS DE LA TRACHÉE ET DES BRONCHES

Période secondaire. — On peut observer une trachéobronchite, se traduisant par de la toux avec dyspnée légère et expectoration mucopurulente, plus ou moins abondante. Au laryngoscope, on peut apercevoir les lésions (érythème, catarrhe, érosions) qui, d'ordinaire, se localisent à la trachée et aux grosses bronches. Ces accidents secondaires coïncident avec les manifestations cutanées de la 2e période de la syphilis.

Ils disparaissent rapidement sous l'influence du traitement spécifique.

Période tertiaire. — On observe, sur la trachée et les grosses bronches, au niveau de leurs bifurcations, soit des gommes circonscrites, soit des syphilomes en nappes serpigineuses plus ou moins étendues. Ces lésions aboutissent, d'ordinaire, à l'ulcération. Celle-ci peut être limitée aux parois de la trachée ou des bronches, ou les dépasser, et atteindre les organes du médiastin, d'où des complications redoutables, par perforation d'organes creux ou par extension de la suppuration. Lorsque l'ulcération guérit, il se forme une cicatrice fibreuse, rétractile, d'où un rétrécissement annulaire ou latéral, parfois extrêmement marqué, de la trachée ou des bronches atteintes. Les ganglions trachéobronchiques sont ordinairement atteints d'adénopathie.

A la toux banale, avec légère oppression, s'ajoutent, bientôt, des symptômes dus au rétrécissement : toux opiniâtre, quinteuse, coqueluchoïde avec constriction, douleur rétrosternale, respiration bruyante, cornage, dyspnée continue avec augmentation au moindre effort ; enfin, des crises de suffocation intense, attribuées à un spasme réflexe de la glotte. L'expectoration, ordinairement banale, peut renfermer des débris de gommes, du sang, du pus, et, même des fragments de cartilage. L'absence de dysphagie et de compressions veineuses permet d'éliminer le diagnostic de tumeur du médiastin comprimant la trachée.

Le pronostic est des plus sévères; outre les accidents dus à l'ulcération (perforations, phlegmon du médiastin, etc.), la terminaison naturelle est la sténose lentement progressive, aboutissant à l'asphyxie lente.

Dès qu'on soupçonne l'existence de la syphilis trachéobronchique, il faut instituer un traitement antisyphilitique énergique, par le mercure et l'iodure; lorsque la sténose occupe la partie supérieure de la trachée, on pourra intervenir utilement par le tubage ou la trachéotomie; lorsqu'elle siège à la partie inférieure de la trachée ou sur les grosses bronches, l'intervention n'est guère praticable.

II. — SYPHILIS DU POUMON

Syphilis acquise. — Ordinairement tardive parmi les accidents tertiaires, elle peut revêtir différents aspects.

1o Syphilôme pulmonaire simulant la tuberculose. — Quelquefois, le tableau symptomatique est celui de la broncho-pneumonie tuberculeuse aiguë : début assez brusque, pseudo-grippal avec toux incessante, dyspnée souvent hors de proportion avec les signes physiques, qui sont ceux d'une broncho-pneumonie occupant de préférence la partie moyenne de l'un des poumons; l'expectoration devient rapidement muco-purulente; l'examen bactériologique des crachats ne permet pas d'y trouver des bacilles; en même temps, l'état général s'altère au moins dans les cas aigus; on peut observer une fièvre intense ou l'amaigrissement rapide, des sueurs profuses. Puis, on observe des signes de ramollissement pulmonaire et d'excavation; le diagnostic se fait, en général, grâce à la constatation d'autres stigmates de syphilis tertiaire.

Un traitement intensif amène une guérison rapide.

Les lésions sont, ou bien une gomme circonscrite, ou bien un syphilome diffus, une broncho-pneumonie syphilitique qui peut se terminer par phagédénisme simulant ainsi le ramollissement de la broncho-pneumonie tuberculeuse.

D'autres fois, la syphilis pulmonaire simule la *tuberculose pulmonaire chronique*. Tout d'abord les symptômes sont ceux d'une bronchite, d'une broncho-pneumonie traînante et tendant à la chronicité, puis surviennent une dyspnée parfois intense et surtout nocturne, de l'expectoration purulente des sueurs nocturnes avec anorexie, amaigrissement; plus tard, les signes physiques deviennent ceux d'une tuberculose pulmonaire chronique ulcérée; souffle bronchique, puis caverneux, gargouillement avec fièvre hectique et cachexie. Les hémoptysies sont, par contre, rares et peu abondantes.

Le diagnostic se fait, grâce aux constatations suivantes: le foyer est ordinairement localisé à la partie moyenne du poumon droit; lorsqu'on constate des signes de ramollissement et d'excavation, l'examen des crachats y montre l'absence de bacilles; souvent, le malade reste encore relativement bien portant alors que les crachats contiennent des fibres élastiques et que les signes physiques sont ceux d'une caverne; mais, d'ordinaire, le diagnostic se fait grâce à la constatation d'autres stigmates du tertiarisme.

Mais ces deux formes de la syphilis pulmonaire acquise peuvent se compliquer de tuberculose véritable, qui n'a pas, en général, la même gravité que la tuberculose qui frappe les syphilitiques à une période encore peu avancée de leur maladie. On comprend combien l'association de la syphilis et de la tuberculose peut rendre le diagnostic hésitant, dans certains cas.

La *gangrène* peut également venir compliquer la syphilis du poumon.

2° **Syphilôme pulmonaire à forme scléreuse ou bronchitique.** — Dans ces cas, la syphilis pulmonaire aboutit rapidement à la sclérose pulmonaire; à l'autopsie, on trouve de larges bandes de sclérose, surtout autour des bronches de moyen calibre. Cette sclérose donne au tissu pulmonaire un aspect spécial. On peut trouver, au sein des bandes de sclérose, des lésions gommeuses plus ou moins diffuses. Enfin, d'habitude, on trouve de nombreuses petites ectasies bronchiques; parfois la dilatation bronchique est prédominante. Les signes sont ceux d'une broncho-pneumonie chronique ou d'une dilatation bronchique; on peut constater, en même temps, les signes de l'*adénopathie trachéo-bronchique* avec d'autres adénopathies périphériques.

Les lésions de sclérose pulmonaire peuvent, on le conçoit, n'être que peu influencées par le traitement antisyphilitique.

Cette forme scléreuse de la syphilis pulmonaire

peut s'accompagner de pleurésie adhésive ou d'épanchements séro-fibrineux.

Syphilis héréditaire. — Elle peut engendrer plusieurs ordres de lésions pulmonaires : la *pneumonie blanche des nouveau-nés*, atteints d'hérédo-syphilis, est caractérisée par l'épaississement des parois alvéolaires avec des lésions de pneumonie épithéliale et desquamative, dans l'intérieur des alvéoles, dont les cellules sont atteintes de dégénérescence graisseuse. Beaucoup plus rarement, on observe, chez les enfants issus de parents syphilitiques, des lésions gommeuses ou scléro-gommeuses, analogues à celles de la syphilis pulmonaire acquise.

Le diagnostic se fera surtout par la constatation des stigmates de la syphilis héréditaire : malformations dentaires ; dentelures, excavations cupuliformes, stries transversales, petitesse des incisives ; lésions oculaires, kératite interstitielle diffuse, surdité, troubles divers de l'ouïe, malformations des tibias, tuméfaction des épiphyses, inégalités, bosselures de la diaphyse avec aplatissement de la crête de l'os.

CHAPITRE VIII

TUMEURS DU POUMON

I. — TUMEURS BÉNIGNES

Kystes hydatiques. — Comme fréquence, ils viennent après ceux du foie (Dieulafoy). L'hydatide peut parvenir au poumon, soit par inhalation avec les poussières atmosphériques, soit par voie sanguine, en pénétrant dans l'organisme avec les aliments, puis en passant dans le sang par les radicules intestinaux de la veine porte, sans s'arrêter au foie. Le kyste pulmonaire se développe surtout à la base du poumon droit; il grossit sans provoquer une réaction inflammatoire bien considérable dans les tissus environnants, si bien que la coque conjonctive adventice qui entoure d'habitude les kystes hydatiques est ici très mince, ce qui rend très facile l'ouverture dans les bronches.

Symptômes. — Les *symptômes* apparaissent de bonne heure. Ce sont, tout d'abord, une toux sèche, quinteuse, sans expectoration, une douleur ordinairement médiocre, qui présente les caractères d'une névralgie intercostale ou phrénique, avec, parfois, irradiations à l'épaule, ou ceux d'une pleurodynie. Le symptôme le plus important au début, c'est l'*hémoptysie*, qui existe à peu près dans tous les cas (Trousseau), et peut précéder de plusieurs mois l'ouverture du kyste. Ces hémoptysies, ordinairement médiocres, ressemblent à celles du début de la tuberculose pulmonaire chronique, d'autant plus que le malade présente souvent, en même temps, d'autres signes de tuberculose : amaigrissement, anorexie, fièvre, et localement les signes de l'induration d'un sommet, mais sans expectoration. Enfin, souvent, le kyste, même en dehors de sa localisation pleurale, qui est exceptionnelle, s'accompagne de poussées de pleurésie, souvent à répétition, et qui peuvent s'accompagner d'épanchements sérofibrineux assez considérables. Puis le kyste grossit, donnant lieu aux signes physiques qui caractérisent les tumeurs du poumon, en général et qui sont ceux des pleurésies enkystées : voussure localisée à la partie inférieure au sommet de la poitrine, déviation du cœur, si le kyste siège à gauche, signes de compression : dyspnée, œdèmes des membres supérieurs et inférieurs; l'examen physique permet, en outre, de constater de la matité avec abolition du murmure vésiculaire, qui peut être remplacé par un souffle, enfin la ponction, lorsqu'on se décide à la faire, donne issue à un liquide, clair comme de l'eau de roche, dont la quantité peut atteindre plusieurs litres et dans lequel l'examen microscopique montre l'existence de crochets.

La *rupture* ne survient guère en l'absence d'infection ; généralement elle est précédée d'une phase d'inflammation pulmonaire (congestion, bronchopneumonie) ou pleuropulmonaire. Des hémoptysies accompagnent, précèdent ou suivent fréquemment l'ouverture du kyste dans les bronches. Celle-ci peut se faire de différentes façons : elle peut être lente, soit que le kyste soit peu volumineux, soit qu'il ne communique avec les bronches que par une étroite fissure. A la suite d'une poussée fébrile avec toux et expectoration purulente, le malade rend des crachats homogènes, couleur gelée de groseille, constitués par un mélange, parfois fétide, de pus et de sang; parfois l'expectoration est franchement sanguinolente. On y retrouve des crochets d'échinocoques et des lambeaux plus ou moins considérables de membrane hydatide. Lorsque le liquide est volumineux et la communication avec les bronches largement établie, le malade est pris de pénibles quintes de toux et d'une dyspnée angoissante, qui peut aller jusqu'à l'asphyxie et rend, par une véritable vomique, une grande quantité de liquide, ordinairement louche, séro-purulent, sanguinolent, lorsque le kyste est infecté. On peut trouver, dans ce liquide; des vésicules entières, dont le volume varie de celui d'une tête d'épingle à celui d'une noix. On peut observer, dans les mois qui suivent, d'autres vomiques généralement moins abondantes que la première; le plus souvent le malade continue à cracher un mélange de sang et de pus, tant qu'il y a encore des vésicules et des débris de membrane à éliminer. Souvent, on observe l'infection secondaire de la cavité ouverte dans les bronches. Après ouverture du kyste, les signes physiques se modifient et sont ceux d'une caverne pulmonaire : râles multiples, gargouillement et parfois souffle cavitaire. En cas d'infection secondaire, la fièvre s'allume, accompagnée ordinairement de sueurs, d'anorexie, d'amaigrissement; si on n'avait pas la notion de vomique antérieure et l'examen bactériologique, on serait tenté de penser à la phtisie pulmonaire avec excavation, lorsque l'état général demeure satisfaisant, on pourrait penser à une dilatation bronchique ou une pleurésie enkystée, évacuée par vomique.

D'autres fois, le kyste s'ouvre dans la plèvre, donnant lieu à un épanchement ordinairement infecté d'emblée, ou qui le devient rapidement. On peut observer un pyopneumothorax, dû à l'ouverture simultanée dans les bronches et dans la plèvre.

L'urticaire accompagne assez souvent l'ouverture du kyste dans les bronches ou la plèvre, et peut se généraliser à tout le corps.

Pronostic. — Exceptionnellement, la maladie se termine par *guérison spontanée*, par une sorte de nécrobiose, avant toute rupture. L'ouverture dans les bronches peut, elle aussi, être suivie de guérison; mais d'ordinaire elle est suivie d'infections secondaires, qui conduisent rapidement le malade à la cachexie; enfin on peut voir la tuberculose se développer à l'occasion de ces infections secondaires banales.

Traitement.— Le *traitement chirurgical* s'impose dès qu'on a fait le diagnostic de kyste hydatique ouvert ou non; la ponction aspiratrice doit être rejetée parce qu'elle est souvent suivie de mort subite; il faut pratiquer d'emblée la pneumotomie et enlever complètement le kyste.

II. — TUMEURS MALIGNES

I. Cancer. — Anatomie Pathologique. — *a*) ***Cancer primitif.*** — Il est tout à fait exceptionnel. Il siège ordinairement à droite, et se présente anatomiquement, sous plusieurs formes.

Le *cancer des bronches* est très voisin du hile, et se développe sur les grosses bronches, immédiatement au-dessous de leur point de bifurcation. A l'autopsie, on trouve la muqueuse épaissie, infiltrée par le néoplasme, qui fait une saillie plus ou moins considérable, dans la cavité bronchique. La tunique fibrocartilagineuse, détruite, n'est plus représentée que par quelques débris de cartilage. Le cancer bronchique a peu de tendance à se propager du côté de la trachée; il gagne, mais lentement, vers les bronchioles. Généralement on trouve surajoutées aux lésions cancéreuses des lésions d'infection bronchique et pulmonaire; des ectasies bronchiques au-dessous du rétrécissement, des suppurations broncho-pulmonaires qui peuvent aboutir à la destruction de portions plus ou moins étendues du poumon, à l'ulcération du néoplasme, et à l'élimination de fragments cancéreux.

Le *cancer du poumon* peut être massif, intéressant tout un lobe, ou, même, l'un des deux poumons tout entier; le néoplasme, dur, fibreux, tend souvent à s'ulcérer; au centre, on trouve une caverne plus ou moins étendue, pleine d'un liquide puriforme, qui peut être du pus véritable, au cas où le ramollissement est dû à une infection secondaire. D'autres fois, la tumeur principale est environnée de petits noyaux de propagation, isolés les uns des autres, et ressemblant aux noyaux multiples du cancer secondaire à un cancer d'un autre organe. Le cancer du poumon se propage de proche en proche, et se généralise par voie lymphatique et sanguine.

De très bonne heure, les lymphatiques sont envahis et distendus par les cellules cancéreuses. A l'autopsie, on voit les plus superficiels se dessiner nettement sous la plèvre, sous forme de petits cordons blancs, anastomosés entre eux. Les ganglions trachéo-bronchiques, puis les autres ganglions de l'économie sont envahis peu à peu. Les métastases par voie sanguine se font dans les divers organes et appareils de l'économie, foie, rate, reins, centres nerveux, squelette, muscles, etc. Enfin, les différentes séreuses peuvent présenter des plaques de lymphangite cancéreuse.

Au cancer s'associent fréquemment, outre les lésions dues à des infections banales, la tuberculose et la sclérose du poumon.

Histologiquement, on observe :

1° *L'épithélioma à cellules cylindriques*, formé par des noyaux tapissés par une rangée de cellules cylindriques; plus tard, ces noyaux se distendent, par places, et deviennent des cavités irrégulières, par accumulation de cellules atypiques, polyédriques, dans leur intérieur ;

2° *L'épithélioma pavimenteux lobulé*, formé de noyaux épithéliaux, agminés en lobules, irrégulièrement séparés par des cloisons fibreuses; de place en place on voit, dans ces noyaux, des amas de cellules plates présentant les réactions histo-chimiques des cellules de la couche cornée de l'épiderme, disposées par couches concentriques, de manière à constituer des *globes épidermiques ;*

3° Le *carcinome*, formé de cavités irrégulières bourrées de cellules polymorphes.

Symptômes. — 1° Signes fonctionnels. — Au cours d'une bronchite chronique, chez un emphysémateux, quelquefois chez un tuberculeux arrivé à la période de cavernes, on voit, peu à peu, apparaître les premiers signes; l'attention est attirée par des douleurs névralgiformes intenses et tenaces, siégeant sur le trajet des nerfs thoraciques, abdominaux, des membres supérieurs. Ces douleurs sont surtout vives en cas de cancer primitif. En même temps, apparaît une dyspnée variable; dyspnée d'effort ou dyspnée intense avec orthopnée, avec des accès de suffocation terribles; la toux, quinteuse, opiniâtre, revêt souvent le caractère coqueluchoïde, enfin l'expectoration peut être banale, muqueuse ou albumineuse, avec des hémoptysies qui présentent souvent un aspect spécial ; le liquide sanguinolent, homogène, gélatineux, ressemble à de la gelée de groseilles noires; il peut contenir des parcelles cancéreuses, dont l'examen histologique permet quelquefois de faire le diagnostic relativement précoce du cancer.

2° Signes physiques. — *L'inspection* montre la dilatation des veines superficielles du thorax due à la compression des veines intrathoraciques; on constate, soit une voussure partielle, qui peut être due à un épanchement pleural, soit un affaissement du thorax localisé au niveau de la tumeur.

Le *palper* et la *percussion* dénotent une zone de matité absolue, spéciale par sa résistance dure et sans aucune élasticité; cette matité est fixe, et augmente peu à peu, sans jamais rétrocéder. Les vibrations vocales et aussi les battements du cœur, lorsque le néoplasme entre en contact avec lui, sont transmis d'une façon exagérée.

L'auscultation ne montre d'abord, sauf les cas où il y a une inflammation pulmonaire surajoutée, que des signes d'induration, disparition du murmure vésiculaire, que remplace un souffle de caractères variables suivant les cas (tubaire, amphorique, pseudo-pleurétique); à la période ulcéreuse, apparaissent les signes d'une caverne pulmonaire.

Plus tardivement, s'ajoutent d'autres signes indiquant la généralisation du cancer. Elle se fait, d'abord, par le système lymphatique; on observe les signes indiquant la compression des organes du médiastin, par les ganglions trachéo-bronchiques, augmentés de volume : œdème, ou, plutôt, bouffissure des parties supérieures du corps, contrastant avec la maigreur cachectique de la portion sous-diaphragmatique; cet œdème peut être unilatéral; il disparaît au bout d'un certain temps, lorsque la circulation collatérale a eu le temps de se développer suffisamment. La compression des oreillettes se traduit par des accidents asystoliques; la compression artérielle est caractérisée par l'inégalité des deux pouls radiaux. La compression de la trachée et des grosses bronches produit une dyspnée continue, avec cornage. Enfin, de très bonne heure, apparaissent des signes de compression des nerfs du médiastin, du *pneumogastrique* (dyspepsie, toux, vomissements, tachycardie), du *récurrent* (troubles vocaux, accès de spasme glottique), du phrénique, des intercostaux, des nerfs du plexus brachial (névralgies en rapport avec le trajet de ces nerfs). Puis, apparaissent, au niveau des chaînes ganglionnaires, des adénopathies chroniques, progressivement croissantes, surtout développées au cou. Les métastases par voie sanguine sont, généralement, silencieuses, mais, à une phase avancée, le malade se cachectise, présente des phlébites, parfois la teinte jaune-paille; souvent, la fin est hâtée par des phénomènes d'hecticité dus au développement d'infections secondaires.

Après une durée variant de trois mois à 2 ans, la maladie se termine par la mort, due soit aux progrès de la cachexie, qui peut être hâtée par une infection secondaire, soit à la dyspnée, soit à l'asystolie; enfin, on peut observer la mort subite par syncope.

Diagnostic. — Il est fort difficile; le cancer n'a qu'un signe pathognomonique : la constatation de parcelles néoplasiques dans les crachats. La maladie se présente cliniquement sous trois aspects principaux : pneumopathie chronique, pleurésie avec épanchement, affection ganglionnaire.

La *forme pneumopathique* simule surtout la tuberculose pulmonaire chronique à ses différents stades; le diagnostic se fait surtout par l'intensité des névralgies, les caractères des hémoptysies, la marche rapidement progressive et sans rémissions du cancer, enfin, l'examen bactériologique des crachats; d'autres fois, les signes sont ceux d'une bronchite chronique, d'une dilatation bronchique, d'une sclérose pulmonaire; il faut, enfin, *penser à la syphilis.*

Dans la *forme pleurétique*, les signes sont ceux d'une pleurésie chronique, à grand épanchement, qui existe, en effet, le plus souvent. Il présente, alors, quelques caractères spéciaux; intensité des douleurs, rapidité de la formation de l'épanchement; la ponction montre que le liquide est souvent teinté de sang, et peut contenir des cellules cancéreuses. Après la ponction, la dyspnée persiste non atténuée; l'épanchement se reforme rapidement; ou même les signes persistent, à peine atténués. Dans bien des cas, en effet, l'épanchement est minime; les signes qui faisaient croire à l'existence d'un épanchement considérable sont dus au néoplasme lui-même.

Enfin les signes peuvent être ceux de l'*adénopathie trachéo-bronchique;* l'apparition, parfois précoce, d'adénopathies périphériques rendra plus facile le diagnostic, mais ne permettront pas de préciser le siège du cancer dans le poumon, plutôt que dans un autre viscère; elles peuvent, enfin, se rencontrer aussi bien au cours du cancer secondaire que dans le cancer primitif du poumon.

b) **Cancers secondaires.**— Nous résumerons, en quelques mots, leur histoire. Le poumon est l'organe le plus souvent envahi secondairement, au cours d'un néoplasme quelconque. Ses noyaux cancéreux sont multiples, généralement de petit volume.

La *carcinose aiguë miliaire* est caractérisée par une éruption de granulations cancéreuses semblables aux petits tubercules de la granulie; elle se traduit surtout par une dyspnée excessive, tout à fait hors de proportion avec les signes physiques que l'on peut constater.

Les autres formes du cancer secondaire sont des épisodes, sans signes propres, de la cachexie cancéreuse, ou bien se traduisent par des signes analogues à ceux du cancer primitif.

II. Sarcôme. — Encore beaucoup plus rare que le cancer, il siège surtout à gauche.

Habituellement, on a affaire à l'*encéphaloïde;* il se présente sous forme d'énormes tumeurs molles, riches en suc, qui occupent tout un lobe du poumon, ou l'organe tout entier, refoulant le cœur et les organes du médiastin, provoquant une ampliation thoracique comparable à celle produite par les pleurésies à grand épanchement. Les métastases sont moins fréquentes que dans l'épithéliome; cependant, les ganglions sont à peu près constamment envahis.

Les *signes* ne diffèrent de ceux du cancer que par l'intensité des signes physiques, qui sont ceux d'une pleurésie à grand épanchement, avec ampliation thoracique, et déplacement excessif du cœur; cependant la ponction reste sèche, ou ne donne issue qu'à une quantité insignifiante de liquide. Quelquefois, la tumeur vient faire saillie sous la peau, en donnant lieu à une fausse fluctuation.

La mort survient fatalement, au bout d'un laps de temps variant de 5 mois à 2 ans.

CHAPITRE IX

ASTHME. — EMPHYSÈME

I. — ASTHME

Définition. — C'est une névrose respiratoire caractérisée par des crises de dyspnée paroxystique, auxquelles vient généralement s'ajouter un catarrhe chronique des bronches.

Symptômes. — Description de la crise. — La première crise débute généralement sans prodromes, la nuit, quelques heures après le repas du soir. Le malade éprouve d'abord des malaises vagues, puis une dyspnée, qui augmente graduellement au point de devenir angoissante; le malade, en proie à une véritable *soif d'air*, se précipite à la fenêtre et met en jeu toutes les puissances respiratoires dont il dispose; son thorax, distendu au maximum, présente un aspect globuleux analogue à celui des vieux emphysémateux, les inspirateurs accessoires (sterno-mastoïdiens) sont contracturés, le malade cherche un point d'appui pour ses bras, de manière à pouvoir faire agir ses pectoraux. On constate que les deux temps de la respiration sont ralentis; le malade ne respire plus que 8 ou 10 fois par minute; la dyspnée est surtout expiratoire; l'expiration est trois ou quatre fois plus longue que l'inspiration. Pendant la crise, le pouls est petit, accéléré, mais sans qu'il y ait de fièvre; la face, d'abord pâle, couverte de sueurs, se cyanose, plus tard, par le fait de la dyspnée. La crise se prolonge ainsi pendant deux heures en moyenne, puis se termine par des quintes de toux avec expectoration abondante ; les crachats muqueux, visqueux, ont l'aspect dit *crachats perlés*, dû à la présence de corpuscules blanchâtres, vermiformes ou arrondis, crépitant sous le doigt. Au microscope, on constate que cet aspect est dû à la présence des *spirilles* de Ungar et Curschmann ; ce sont des filaments de mucine coagulée, enroulés en spirale, au centre desquels est un espace vide. On trouve aussi dans les crachats les *cristaux* de Charcot-Leyden : ce sont des cristaux octaédriques formés de phosphates de chaux combinés à une substance organique. Enfin, on y constate la présence de nombreuses *cellules éosinophiles*.

Souvent le malade émet des urines abondantes et pâles ; chez certains malades, on observe une crise de larmes avec d'abondantes sécrétions nasales ; sitôt la crise finie, il s'endort d'un sommeil réparateur.

L'examen du thorax, pratiqué pendant la crise, montre qu'il est presque immobilisé en inspiration forcée ; le diaphragme est contracturé, les espaces intercostaux élargis, les côtes relevées au maximum, souvent le malade accuse une sensation de crampe au niveau des insertions du diaphragme ; il est obligé de faire effort, de *pousser*, pour chasser l'air de sa poitrine à chaque expiration. La percussion dénote une sonorité normale ou exagérée, tympanique ; à l'auscultation, on constate une abolition presque complète du murmure vésiculaire, surtout pendant l'inspiration ; l'expiration, très prolongée, peut être forte et sonore. La poitrine est pleine de râles sibilants et ronflants, auxquels s'ajoutent des râles humides, dès que le malade se met à cracher.

Le lendemain au réveil, le malade n'éprouve qu'une sensation de fatigue, de courbature : ses traits sont encore bouffis, mais la nuit suivante, souvent exactement à la même heure que la veille, la crise se reproduit; il en est ainsi pendant 8 à 10 nuits de suite. Les crises vont en diminuant graduellement d'intensité, puis l'attaque se termine.

2° Formes cliniques. — Généralement le tableau symptomatique est plus ou moins modifié; les crises peuvent être prolongées, la dyspnée s'accroît lentement, et chaque crise dure plusieurs jours; elles peuvent être subintrantes avec des paroxysmes nocturnes très prononcés; la contracture des inspirateurs peut être telle que les mouvements respiratoires sont à peine ébauchés et accélérés; d'autres fois, la contracture des inspirateurs manque; le rythme respiratoire n'est alors pas troublé, et la dyspnée semble, dans bien ces cas, pouvoir être attribuée à la contracture des muscles de Reissessen. D'autres fois, au contraire, on a affaire à l'*asthme convulsif*, avec convulsions épileptiformes et perte de connaissance; quelquefois les crises se terminent par un accès de *spasme glottique*, se traduisant par « l'ictus laryngé » (Charcot).

Le *catarrhe* peut manquer totalement; on a alors l'*asthme sec*. Ou bien il existe, parfois, dès le début de la crise, qui est alors généralement atténuée. Parfois même, elle se réduit à un catarrhe périodique, revenant sans cause apparente (bronchite périodique des enfants) ou bien à un coryza intense avec éternuements multiples. Souvent le catarrhe, insignifiant aux premières crises, devient peu à peu l'élément prédominant, et la maladie dégénère en une bronchite chronique, dont on ne reconnaît la véritable nature qu'en remontant aux premières crises. Enfin, exceptionnellement, le catarrhe peut devenir l'élément essentiel; l'attaque d'asthme consiste alors en une crise de congestion pulmonaire ordinairement fébrile, débutant brusquement, et ayant les allures du catarrhe suffocant. Les crises se répètent plusieurs jours en s'atténuant peu à peu; la fièvre tombe graduellement; après chaque attaque, il reste le catarrhe. Cette dernière forme s'observe surtout chez l'enfant.

Formes larvées. — Les crises d'asthme peuvent alterner avec d'autres manifestations névrosiques ou diathésiques: crises d'épilepsie, angine de poitrine, migraine, sciatique; quelquefois, à l'asthme succède l'hypochondrie ou la folie; parfois, l'asthme alterne avec la goutte, l'urticaire, l'herpès cutané. Enfin, on voit parfois des crises bizarres, consistant en dyspnée paroxystique avec angoisse précordiale, mais sans catarrhe, se terminant par une crise urinaire. Ces crises sont analogues à celles qu'on provoque expérimentalement chez les animaux, en excitant le bout central du pneumogastrique sectionné.

Evolution. — L'asthme, qui apparaît parfois dans la première enfance, appartient, en général, aux adolescents et aux adultes. D'ordinaire, les crises d'abord éloignées les unes des autres, quelquefois par un intervalle de plusieurs mois, se rapprochent de plus en plus, tout en diminuant généralement d'intensité. L'asthmatique devient tôt ou tard un emphysémateux et un bronchitique; le pronostic est alors celui de l'emphysème pulmonaire, mais cette transformation peut être très longue à se faire, ce qui ne permet pas de prévoir d'avance la durée de la maladie. Quelquefois, la crise d'asthme est unique. Souvent, les crises d'asthme s'accompagnent des *complications de l'effort*: hernies, etc.

Diagnostic. — Les *crises de dyspnée d'origine laryngée :* spasme, œdème glottique, pseudo-asthme de Kopp, de Millar, se distingueront aisément de l'asthme vrai, en ce que la dyspnée est surtout *inspiratoire*, tandis que, dans l'asthme, elle est surtout *expiratoire*. De plus, les crises d'asthme, même très intenses, ne s'accompagnent jamais de tirage. La dyspnée due aux tumeurs du médiastin se compose de deux éléments : un degré variable suivant les cas de dyspnée continue, et des crises de dyspnée laryngée, par irritation du récurrent; chez les *artério-scléreux*, on observe des crises de suffocation, qui simulent plus ou moins l'asthme, et alternent avec des crises d'*angor pectoris;* ces crises sont vraisemblablement d'origine nerveuse. La *paralysie du diaphragme* détermine une dyspnée continue avec des crises paroxystiques; il suffit d'examiner le malade pour voir que le diaphragme ne fonctionne pas. Certaines *lésions bulbaires*, telles, par exemple, qu'une plaque de sclérose, ou encore l'*hystérie* déterminent parfois des crises de pseudo-asthme; chez les hystériques, la crise débute souvent par une sensation de boule œsophagienne, elle s'accompagne de toux sèche, de troubles gastriques; l'auscultation est négative pendant les accès; ceux-ci se terminent par une abondante émission d'urines.

Dans la *tuberculose pulmonaire* au début, on peut observer des crises de pseudo-asthme, avec toux coqueluchoïde; ces crises relèvent, en général, de l'adénopathie trachéo-bronchique.

L'*asthme des foins* consiste en crises de dyspnée pseudo-asthmatique, qui ont pour caractère de se produire au printemps et à l'automne, le jour, lorsque le malade s'expose à l'inhalation de certaines poussières.

Enfin, le diagnostic est surtout à faire avec le *pseudo-asthme cardiaque* et le *pseudo-asthme rénal*. Ce dernier s'accompagne souvent de respiration de Cheyne-Stokes : c'est une des formes de l'urémie; on l'observe surtout chez les anciens brightiques, où il survient, surtout, à l'occasion d'un changement de régime. Il en est de même pour le *pseudo-asthme cardiaque*, qui éclate souvent chez des malades mis au régime lacté, à l'occasion d'un écart de régime. La dyspnée est brusque, atteignant d'emblée son maximum; elle s'accompagne de polypnée; l'auscultation montre les signes de l'œdème aigu ou de la congestion aiguë du poumon, en même temps que la dilatation des cavités droites du cœur.

Etiologie, Pathogénie. — L'asthme vrai appartient surtout aux hommes, aux arthritiques, à ceux qui abusent de la parole : les crises éclatent souvent à l'occasion d'un changement météorologique (abaissement de la pression barométrique, temps chaud, ou humide), si bien que les asthmatiques prédisent souvent, à l'avance, les changements de température.

Dans certains cas, on peut trouver la cause déterminante de l'asthme; c'est un réflexe à point de départ gastrique (surtout chez les enfants), utérin (crises à chaque époque menstruelle), naso-pharyngé (asthme cessant par l'ablation de végétations adénoïdes, ou de polypes naso-pharyngiens, et reparaissant avec eux. Voltolini). Dans ce cas, le réflexe aurait pour point de départ l'excitation des filets pituitaires du trijumeau (Hack, Lublinski). Enfin, certaines personnes ont leurs crises en respirant une odeur particulière, à l'occasion d'une émotion, etc.). Mais, souvent, on n'en trouve pas la cause; le rôle des cristaux de Charcot-Leyden et des spirilles de Ungar-Curschmann semble nul, puisqu'on les retrouve dans d'autres affections : Willis et Jaccoud attribuent l'asthme au spasme des muscles de Reissessen; Wintrich, au spasme des inspirateurs : la question n'est pas encore élucidée complètement.

Traitement. — 1° Traitement des crises de dyspnée. — Les inhalations de vapeurs d'essence de térébenthine, d'éther, de valérianate d'amyle, que l'on trouve en capsules dans le commerce, enfin, et surtout, la *pyridine* (X à XV gouttes sur un mouchoir. G. Sée) amènent souvent un soulagement rapide et notable. Les cigarettes belladonées (cigarettes d'Espic) ou même le tabac peuvent améliorer la dyspnée. Enfin on peut prescrire en potion : la belladone (Trousseau), la solanine (5 à 15 gr. par jour) : l'extrait fluide de *grandelia robustia* aux mêmes doses. Les piqûres de morphine calment souvent bien des crises, mais il est dangereux d'y habituer le malade, qui en abusera, étant donnée la répétition des accidents. Enfin, le massage du thorax, la révulsion sont utiles chez certains malades.

2° Traitement de la diathèse. — La *pyridine*, prise en inhalations 3 fois par jour (15 à 20 gr. par fois, évaporés dans une chambre), amènerait, à la longue, une notable atténuation des crises : l'*iodure de potassium* (Sée) augmente les sécrétions, diminue la sensibilité et l'irritabilité bulbaire. Il doit être prescrit à dose de 1 à 2 gr. par jour, à continuer pendant 2 ans, avec interruption de 1 ou 2 jours tous les 8 ou 10 jours, pour éviter l'iodisme.

Enfin, il faudra combattre la goutte par les alcalins, l'herpétisme et le catarrhe par les arsenicaux, les eaux sulfureuses.

Conseiller au malade une alimentation sobre, surtout le soir, et le mettre en garde contre les refroidissements, les altitudes trop élevées, les climats trop humides.

II. — EMPHYSÈME PULMONAIRE

Définition. — C'est la distension excessive et permanente des alvéoles pulmonaires.

Anatomie Pathologique.— 1° A L'AUTOPSIE. — Le poumon d'un malade atteint d'emphysème généralisé présente un aspect caractéristique. Bien que le thorax soit globuleux avec élargissement de tous ses diamètres, il est encore trop étroit pour les poumons, qui font saillie, lorsqu'on ouvre la poitrine. Les poumons sont gros, de coloration pâle, blanchâtre; leurs bords sont épaissis, arrondis; leur surface présente une série de petites saillies blanches, lisses, arrondies, formées par les lobules superficiels inégalement distendus. Les parties emphysémateuses sont molles, crépitent énergiquement sous le doigt, auquel elles donnent une sensation comparable à celle du duvet (Laennec). Un fragment du poumon emphysémateux, projeté dans l'eau, y surnage mieux que le poumon sain.

Les lésions de l'emphysène pulmonaire ne sont pas absolument généralisées, mais se localisent aux bords, surtout aux bords antérieurs, aux sommets, et à la surface de l'organe; elles sont moins accusées dans la profondeur, où les alvéoles n'ont pas la place suffisante pour se distendre. Généralement, les parties postéro-inférieures des poumons sont congestionnées, atélectasiées.

L'emphysème peut exister dans toutes les maladies qui provoquent une dyspnée intense, notamment dans les broncho-pneumonies, et certaines formes de tuberculose pulmonaire. Il est, alors, souvent localisé autour des lésions inflammatoires ou tuberculeuses; on trouve même des lobules emphysémateux disséminés dans les foyers de broncho-pneumonie, entre deux îlots inflammatoires. Cette forme d'emphysème porte le nom d'*emphysème vicariant*.

2° Histologiquement. — La lésion présente deux degrés : *a*) distension simple des infundibula ; *b*) distension exagérée, avec atrophie, et perforations multiples, des cloisons alvéolaires. Les différentes parties du lobule présentent les altérations suivantes : dégénérescence graisseuse de l'épithélium alvéolaire, atrophie scléreuse des cloisons conjonctives, avec destruction des fibres élastiques et atrophie des vaisseaux capillaires. On a diversement interprété ces lésions : pour Villemin, le phénomène initial serait la dégénérescence graisseuse de l'épithélium alvéolaire ; pour Marfan et Lion, les lésions débutent par la rupture des fibres élastiques, d'où distension permanente des alvéoles, atrophie des vaisseaux sanguins étirés, et, par suite, dégénérescence de l'épithélium, mal nourri.

3° Lésions secondaires. — A l'emphysème alvéolaire, lobulaire, peut venir s'ajouter l'emphysème interlobulaire, les alvéoles emphysémateux crèvent par places, et l'air se répand dans les cloisons conjonctives, qu'il peut infiltrer en totalité, gagnant même le tissu cellulaire du médiastin et du cou. Le *cœur* des emphysémateux présente ordinairement : 1° les lésions de sclérose ; 2° l'hypertrophie des cavités droites, à cause de la gêne mécanique apportée par l'emphysème à la circulation pulmonaire ; 3° la dilatation des cavités droites, par insuffisance du myocarde.

Etiologie. Pathogénie. — Souvent héréditaire, l'emphysème appartient surtout aux arthritiques, aux artério-scléreux. Chez l'enfant, on trouve souvent l'emphysème vicariant, au cours de toutes les maladies dyspnéisantes, broncho-pneumonies, coqueluche, croup, tuberculose aiguë. L'emphysème généralisé apparaît presque exclusivement chez l'adulte, ordinairement chez l'homme, et avec une fréquence bien plus grande chez ceux que leur profession astreint à des efforts répétés (débardeurs, porteurs, etc.), et surtout chez ceux qui font des efforts respiratoires (joueurs d'instruments à vent, souffleurs de verre, etc.).

Expérimentalement, E. Hirtz a pu provoquer chez le lapin l'emphysème, par la ligature de la trachée; d'autre part, la dyspnée ainsi produite agit bien mécaniquement, car l'emphysème ne se produit pas, si l'on paralyse le diaphragme par section de. phréniques; actuellement, il semble que la véritable cause de l'emphysème réside dans les efforts inspiratoires exagérés que provoquent la dyspnée : les théories expiratoires ne reposent sur aucun argument irréfutable. Voici comment on peut comprendre l'emphysème généralisé succédant à l'asthme, ce qui est le cas de beaucoup le plus fréquent. Pendant les crises d'asthme, les malades font des inspirations forcées, qui distendent au maximum les alvéoles pulmonaires; la sortie de l'air à l'expiration est gênée, soit par l'oblitération des bronchioles par un bouchon muqueux (Laënnec), soit par le rétrécissement de leur calibre, par le catarrhe, ou par la contracture des muscles de Reissessen, d'où la distension permanente des alvéoles, dont la paroi s'affaiblit et cède lorsque la pression intrathoracique augmente l'influence des efforts expiratoires.

Symptômes. — La maladie peut commencer brusquement, à la suite d'une crise dyspnéique intense, due à l'urémie ou à une lésion aortique relevant de l'artério-sclérose. Le plus souvent, l'emphysème apparaît lentement, chez un bronchitique ou un asthmatique ancien.

1° SYMPTÔMES FONCTIONNELS. — Deux signes attirent l'attention du malade : la dyspnée et le catarrhe. La *dyspnée* est une dyspnée d'effort qui finit par condamner le malade à une immobilité presque complète ; les vieux emphysémateux ne marchent plus que lentement, craignent le vent, l'ascension des escaliers : souvent, même, les repas suffisent pour produire la dyspnée. Le *catarrhe* est dû à la bronchite chronique ; l'expectoration peut contenir des crachats perlés, comme dans l'asthme.

2° SIGNES PHYSIQUES. — L'aspect du malade est caractéristique ; son thorax est globuleux, avec projection du sternum en avant, saillie des creux sus et sous-claviculaires : la respiration est bruyante, pénible, la voix brève. Cependant, l'hématose est insuffisante, comme l'indique une légère teinte cyanotique des lèvres et des pommettes.

Au *palper*, les vibrations thoraciques sont normales ou exagérées.

La *percussion* dénote, d'ordinaire, une sonorité exagérée, souvent tympanique ; en outre, elle permet de constater que le poumon est plus volumineux que normalement et déborde de tous côtés ses limites normales : la sonorité pulmonaire est plus étendue verticalement, dépassant, en haut, la clavicule, atteignant, en bas, les 7e et 8e côtes à gauche, la 6e à droite, avec abaissement du foie et de la rate. Transversalement, le poumon déborde sur le médiastin, et notamment les bords antérieurs s'avancent au devant du cœur, les recouvrant parfois entièrement, ce qui en rend l'examen fort difficile chez les emphysémateux.

A l'*auscultation*, l'inspiration, obscure, faible, est pénible et comme *humée ;* l'expiration est prolongée, parfois 3 ou 4 fois plus longue que l'inspiration. D'ordinaire, on entend, en même temps, des râles de bronchites disséminés dans tout le thorax.

La mensuration montre que le degré de l'ampliation thoracique est très diminué : au lieu de trouver, comme normalement, une différence de 7 centimètres entre le périmètre pris à l'inspiration et à l'expiration, on ne trouve plus qu'une différence moindre, tombant parfois à 2 centimètres. Au spiromètre, on trouve une capacité vitale souvent inférieure à 2 litres ; au pneumomètre, on voit que la pression expiratoire peut être diminuée au point d'être inférieure à la pression inspiratoire.

Evolution et complications. — L'emphysème est une maladie incurable, progressant lentement, mais d'une manière continue. La mort en est la terminaison naturelle ; elle peut être due, soit à une bronchite, ou à une lésion inflammatoire quelconque des poumons, qui devient très rapidement asphyxiante chez les emphysémateux ; mais, le plus souvent, ceux-ci succombent par le cœur. Le cœur, obligé de lutter contre l'obstacle mécanique que les lésions pulmonaires apportent à la petite circulation, et, de plus, généralement affaibli par l'artério-sclérose, se laisse dilater, à la longue ; cette dilatation atteint surtout les cavités droites ; les meilleurs signes de la fatigue du cœur sont l'augmentation rapide de la dyspnée, et la dilatation des jugulaires, la percussion étant, souvent, rendue impossible par l'emphysème. Les conséquences de cette dilatation cardiaque sont des poussées subaiguës d'asystolie, et une congestion chronique du poumon, qui devient, peu à peu, un *poumon cardiaque*. Souvent, aussi, les malades succombent à l'insuffisance rénale.

Beaucoup d'emphysémateux sont dyspeptiques, ce qui tient à l'existence d'une dilatation stomacale, avec insuffisance de la sécrétion gastrique. On peut observer, quoique rarement, la rupture d'une vésicule superficielle d'emphysème dans la plèvre, d'où un *pneumothorax*, ordinairement total; l'emphysème interstitiel, avec généralisation au tissu cellulaire du cou et du thorax, est tout à fait rare. Enfin bien qu'on ait cru longtemps à l'antagonisme de l'emphysème et de la tuberculose, les emphysémateux peuvent être, en même temps, des tuberculeux. Il est vrai qu'alors la tuberculose prend, d'ordinaire, une marche torpide.

Diagnostic. — Reconnaître l'emphysème est, généralement, facile ; on ne saurait le confondre avec le pneumothorax, qui est unilatéral, et le rétrécissement de la trachée et des bronches, qui donne lieu, non seulement à une sonorité tympanique, avec affaiblissement du murmure vésiculaire, et même, quelquefois, à l'emphysème véritable, mais aussi à des signes qui font défaut dans l'emphysème : dyspnée continue, tirage, cornage.

La tuberculose est difficile à dépister chez les emphysémateux, chez lesquels une lésion cavitaire peut fort bien passer inaperçue ; c'est peut-être à cette circonstance qu'est due la croyance si répandue à l'antagonisme entre les deux affections. L'étude de la pression artérielle rendra ici de grands services.

Pronostic. — Entre les différents emphysémateux, il ne peut y avoir qu'une question de survie plus ou moins longue : les principaux éléments favorables du pronostic sont : l'absence de bronchite, l'état satisfaisant de leur myocarde, enfin, une ventilation pulmonaire supérieure à 2 litres.

Traitement. — Il se confond avec celui de l'asthme et de la bronchite chronique ; nous n'y reviendrons pas.

CHAPITRE X

SCLÉROSES DU POUMON

Etiologie. — C'est l'aboutissant possible de toutes les inflammations du poumon, pourvu qu'elles aient une certaine chronicité; ces inflammations peuvent être dues à une plaie du poumon, à une tumeur (cancer, kyste hydatique), aux diverses infections du poumon : pneumonies chroniques, pneumonies récidivantes, broncho-pneumonies chroniques, syphilis, impaludisme, tuberculose, enfin pleurésies chroniques. On discute actuellement pour savoir si certaines intoxications : alcoolisme, saturnisme, goutte, diabète, etc., suffisent pour provoquer la sclérose, ou bien si les dyscrasies qu'elles engendrent ne créent pas simplement un terrain propice à la sclérose qui se développerait à l'occasion d'une infection quelconque. La discussion est notamment pendante pour la sclérose du « poumon cardiaque », qui peut être d'origine toxique ou toxi-infectieuse.

Anatomie pathologique. — *Anatomiquement*, la sclérose est diffuse ou localisée, et sa topographie est en relation avec la nature de l'affection causale.

Les *pleurésies* donnent naissance à des scléroses superficielles, englobant le poumon d'une coque épaisse, qui, le rétractant, diminue le volume de l'organe et le ratatine contre la colonne vertébrale.

Les *pneumonies chroniques* donnent naissance à des blocs de sclérose pseudolobaire mal limités, avec des traînées irrégulières fusant dans les parties saines du voisinage.

Les *broncho-pneumonies* engendrent des scléroses ayant la répartition des foyers de broncho-pneumonie.

Enfin la sclérose du *poumon cardiaque* occupe les bases des deux poumons, surtout du poumon gauche; elle est mal limitée, remarquable par la pigmentation brune des tissus sclérosés, infiltrés par le pigment sanguin.

Les tissus sclérosés offrent d'abord l'aspect connu sous le nom de *carnification;* ils sont rouges, durs, homogènes, flottant mal à la surface de l'eau ; plus tard les zones scléreuses deviennent blanchâtres, d'une dureté fibreuse. Au microscope, elles apparaissent constituées par des tissus fibreux avec atrophie des vaisseaux sanguins et des fibres élastiques, les alvéoles sont en partie comblées par des végétations conjonctives : l'épithélium alvéolaire présente diverses lésions dégénératives, surtout la dégénérescence graisseuse.

Symptômes. — *Cliniquement*, la sclérose gêne les mouvements respiratoires, qui sont faibles, souvent plus rapides que normalement, et restreint l'hématose, d'où de la dyspnée exagérée au moindre effort et une grande tendance à la cyanose. D'ordinaire, l'emphysème vient compenser la sclérose, qui ne se révèle alors que par des signes physiques bien obscurs ; dans certains cas, on constate une rétraction partielle ou totale du thorax, de la submatité avec affaiblissement des vibrations vocales, et du murmure vésiculaire, au niveau des foyers de sclérose. La sclérose du poumon, qui peut être, dans certains cas (tuberculose), un phénomène salutaire, devient souvent grave, parce qu'elle fatigue le cœur et fait du poumon un *locus minoris resistentiæ.*

Traitement. — Le *traitement* repose surtout sur l'administration de l'iodure, suivant les principes posés à propos de l'asthme ; on pourra encore s'adresser au benzoate de soude, à doses de 2 à 8 gr. par jour.

TABLE DES MATIÈRES

PRÉFACE... 5

PREMIÈRE PARTIE

SÉMÉIOLOGIE DU POUMON

CHAPITRE PREMIER. — **Symptômes fonctionnels**... 7
I. — Douleur... 7
II. — Dyspnée... 9
III. — Toux... 12
IV. — Expectoration... 13

CHAPITRE II. — **Signes physiques**... 33
I. — Inspection... 33
II. — Palpation... 38
III. — Percussion... 40
IV. — Auscultation... 45
V. — Méthodes accessoires d'exploration physique... 55

DEUXIÈME PARTIE

MALADIES DES BRONCHES ET DES POUMONS

I. — Maladies des bronches.

CHAPITRE PREMIER. — **Bronchites**... 58
I. — Bronchites aiguës... 58
II. — Bronchites chroniques... 64

CHAPITRE II. — **Dilatation et rétrécissement des bronches**... 68
I. — Dilatation bronchique... 68
II. — Rétrécissement trachéo-bronchique... 70

II. — Broncho-pneumonies.

III. — Maladies du poumon.

Chapitre premier. — **Pneumonie aiguë séro-fibrineuse.** 103

Chapitre II. — **Congestion et œdème du poumon..** 129
I. — Congestion et œdème actifs.......................... 129
II. — Congestion et œdème passifs.......................... 138

Chapitre III. — **Embolie et apoplexie pulmonaire...**

Chapitre IV. — **Abcès et gangrène du poumon.....** 148
I. — Abcès.......................... 148
II. — Gangrène pulmonaire.......................... 152

Chapitre V. — **Tuberculose pulmonaire..........** 164
I. — Localisations pulmonaires de la granulie...... 164
II. — Pneumonie tuberculeuse.......................... 172
III. — Tuberculose pulmonaire chronique.......... 176

Chapitre VI. — **Pseudo-tuberculoses et pneumokonioses..........** 232
I. — Pseudo-tuberculoses.......................... 232
II. — Pneumokonioses.......................... 234

Chapitre VII. — **Syphilis broncho-pulmonaire......** 236
I. — Syphilis de la trachée et des bronches.......... 236
II. — Syphilis du poumon.......................... 237

Chapitre VIII. — **Tumeurs du poumon..........** 241
I. — Tumeurs bénignes.......................... 24[illegible]
II. — Tumeurs malignes.......................... 244

Chapitre IX. — **Asthme, emphysème..........** 251
I. — Asthme.......................... 251
II. — Emphysème pulmonaire.......................... 258

Chapitre X. — **Scléroses du poumon..........** 264

TABLE ALPHABÉTIQUE

Abcès du poumon, 149.
Accès de suffocation, 10.
Actinomycose pulmonaire, 233.
Affaiblissement du murmure vésiculaire, 47.
Ailes du nez (battements des), 12, 79.
Altérations du caractère de la respiration, 49.
— de l'intensité, 42.
— du rythme respiratoire, 48.
— du timbre, 43.
— de la tonalité, 43.
Amphorique (son), 44.
— (souffle), 50.
— (voix), 53.
Ampleur moindre de la respiration, 48.
Amplexion thoracique, 39.
Ampliation thoracique (modifications de), 38.
Anthracose, 234.
Aphone (pectoriloquie), 53.
Apoplexie pulmonaire, 141.
Aspergillose, 232.
Asthme, 251.
Auscultation, 45.
— de la toux, 52, 54.
— de la voix, 52.
Auscultée (percussion), 56.

Battements des ailes du nez, 12, 79.
Bouchons de Dittrich, 158.
Bronches (maladies des), 58.
— (perméabilité moindre des), 48.
— (syphilis des), 236.
Bronchique (dilatation), 68.
— (lithiase), 65.
— (souffle), 49.
Bronchite aiguë, 58.
— capillaire, 61.
— chronique, 64.
— fétide, 66.
Broncho-phonie, 53.
Broncho-pneumonie, 78.
Broncho-pulmonaire (syphilis), 236.
Bruits anormaux, 50.
— complexes, 54.
— formés dans l'arbre aérien, 51.
— d'origine pleurale, 50.
— de pot fêlé, 41.
— pulmonaires (obstacle à la transmission des), 48.

Cage thoracique (déformations de la), 34.
Cancer du poumon, 244.
— primitif, 244.
— secondaire, 249.
Capacité respiratoire, 55.
Capillaires (bronchites), 61.
Caractère de la respiration (altérations du), 49.
Carcinose aiguë miliaire du poumon, 249.
Carnification, 265.

Caverneux (râle), 52.
— (souffle), 50.
Chevrotante (voix), 53.
Cheyne-Stokes (respiration de), 37.
Complications cardiaques de la pneumonie, 117.
— hépatiques, 118.
— nerveuses, 118.
— rénales, 118.
Congestion du poumon, 115, 124.
— active du poumon, 124.
— passive du poumon, 138.
Congestive (pneumonie), 131.
Cornage, 77.
Crachats blancs, 13.
— hémoptoïques, 17.
— muco-purulents, 14.
— nummulaires, 15.
— perlés, 14.
— rouillés, 14.
— séro-purulents, 14.
Craquements, 52.
Crépitant (râle), 51.

Déformations de la cage thoracique, 34.
Dilatation bronchique, 68.
Disparition complète du murmure vésiculaire, 48.
Douleur, 7.
Dyspnée, 9.
— continue, 10.
— d'effort, 10.
— paroxystique, 9.

Effort (dyspnée d'), 10.
Egophonie, 53.
Embolie pulmonaire, 141.
Emétisante (toux), 227.
Emphysème, 251, 258.
— pulmonaire, 77.
— vicariant, 259.
Engouement, 124.
Etat général, 33.
Exagération du murmure vésiculaire, 47.
— de la sonorité, 43.
Examen du thorax, 33.
Expectoration, 13.
— purulente, 14.
Expiration prolongée, 37, 49.
Exploration physique (méthodes accessoires d'), 55.
Exploratrice (ponction), 57.

Fluxion de poitrine, 132.
Frottement pleural, 50.

Grains jaunes, 91.
Gangrène pulmonaire, 152.
Granulations grises, 166.
— jaunes, 166.
Granulie, 164.
— (localisations pulmonaires de la), 164.

Hémoptoïques (crachats), 17.
Hémoptysie, 16.
— laryngée, 19.
— trachéale, 19.
Hémostatiques, 26.
Hépatisation grise, 125.
— rouge, 124.
Hippocratique (succussion), 54.
Humides (râles), 51.

Inspection, 33.
Inspiration prolongée, 37.
Intensité (altération de l'), 42.

Kystes hydatiques du poumon, 241.

Lithiase bronchique, 65.
Localisations pulmonaires de la granulie, 164.

Maladie de Woillez, 130.

Matité, 44.
Métallique (retentissement), 44.
— (tintement), 54.
Méthodes accessoires d'exploration physique, 55.
Miliaire (carcinose aiguë —) du poumon, 249.
Modifications de l'ampliation thoracique, 38.
— des mouvements respiratoires, 36.
— du nombre des mouvements respiratoires, 36.
— du rythme des mouvements respiratoires, 37.
— du type respiratoire, 37.
Mouvements respiratoires (modification des), 36.
— — (modifications du nombre des), 36.
— — (modifications du rythme des), 37.
Muco-purulents (crachats), 14.
Murmure rotatoire, 48.
— vésiculaire (affaiblissement du), 47.
— — (exagération du), 47.
— — (disparition complète du), 48.

Névralgies, 8.
Nummulaires (crachats), 15.

Obstacle à la transmission des bruits pulmonaires, 48.
Œdème du poumon, 124.

Palpation, 38.
Paroxystiques (dyspnées), 9.
Pectoriloquie aphone, 53.
Percussion, 40.
— auscultée, 66.
Perméabilité moindre des bronches et des poumons, 48.
Péricardite, 116.
Péritonite, 116.
Pleural (frottement), 50.
Pleurésie, 116.
— purulente, 116.
Pleurite sèche, 116.
Pneumokonioses, 234.
Pneumométrie, 56.
Pneumonie aiguë séro-fibrineuse, 103.
— centrale, 111.
— congestive, 131.
— double, 112.
— massive 112.
— migratrice, 111.
— serpigineuse, 111.
— du sommet, 110.
— tuberculeuse, 172.
Pneumonies atténuées, 110.
— malignes, 109.
Point de côté, 7.
Poitrine (fluxion de), 132.
Polichinelle (voix de), 53.
Polypnée, 11, 79.
Ponction exploratrice, 57.
Pot fêlé (bruit de), 44.
Poumon (abcès du), 149.
— (cancer du), 244.
— (— primitif), 244.
— (— secondaire), 249.
— (carcinose aiguë miliaire du), 249.
— (congestion du, 124.
— (— active du), 124.
— (— passive du), 138.
— (kystes hydatiques du), 241.
— (maladies du), 103.
— (œdème du), 124.
— (perméabilité moindre du), 48.
— (sarcome du), 250.
— (sclérose du), 261.
— (séméiologie du), 7.

Poumon (syphilis du), 237.
— (syphilome du), 237, 239.
— (tumeurs du), 241.
— (— bénignes du), 241.
— (— malignes du), 244.
Prolongée (expiration), 37, 49.
— (inspiration), 37.
Pseudo-tuberculose, 232.
— zoogléique, 232.
Puérile (respiration), 47.
Pulmonaire (actinomycose), 233.
— (apoplexie), 141.
— (embolie), 141.
— (emphysème), 77.
— (gangrène), 152.
— (tuberculose), 164.
— (— chronique), 176.
Purulente (expectoration), 14.

Radiographie, 57.
Radioscopie, 57.
Râles caverneux, 52.
— crépitants, 51.
— humides, 51.
— ronflants, 51.
— sibilants, 51.
— secs, 51.
— sous-crépitants, 52.
Respiration de Cheyne-Stokes, 37.
— forte, 47.
— puérile, 47.
— rude, 49.
— saccadée, 48.
Respiratoire (capacité), 55.
Retentissement exagéré de la voix, 53.
— métallique, 44.
Rétrécissement trachéo-bronchique, 76.
Ronflant (râle), 51.
Rotatoire (mouvement), 16.
Rouillés (crachats), 14.
Rythme des mouvements respiratoires (modification du), 37.
— respiratoire (altération du), 48.

Sarcome du poumon, 250.
Scléroses du poumon, 264.
Secs (râles), 51.
Séméiologie du poumon, 7.
Séro-fibrineuse (pneumonie aiguë), 103.
Séro-purulents (crachats), 14.
Skodique (son), 43.
Sibilant (râle), 51.
Son amphorique, 44.
— skodique, 43.
— (transformations du), 44.
— tympanique, 43.
Sonorité (exagération de la), 43.
Souffle amphorique, 50.
— bronchique, 49.
— caverneux, 50.
— tubaire, 49.
Sous-crépitant (râle), 52.
Spiromètre, 56.
Spirométrie, 55
Spléno-pneumonie, 133.
Stéthographie, 56.
Succussion hippocratique, 54.
Suffocation (accès de), 10.
Syphilis des bronches, 236.
— broncho-pulmonaire, 236.
— du poumon, 237.
— de la trachée, 236.
Syphilome du poumon simulant la tuberculose, 237
— pulmonaire à forme scléreuse ou bronchitique, 239.

Thoracique (ampliexion), 39.
— (transsonnance), 57.
Thorax (examen du), 33.
Timbre (altérations du), 43.

Tintement métallique, 54.
Tirage, 10. 38.
Tonalité (altérations de la), 43.
Toux, 11.
— (auscultation de la), 52, 54.
— hémétisante, 227.
Trachée (syphilis de la), 236.
Trachéo-bronchique (retentissement), 76.
Trachéo-bronchite, 60.
Transformation du son, 44.
Transmission des bruits pulmonaires (obstacle à la), 48.
Transsonnance thoracique, 57.
Tubaire (souffle), 49.
Tuberculeuse (pneumonie), 172.
Tuberculose pulmonaire, 164.
— — chronique, 176.
Tumeurs du poumon, 241.
— — bénignes, 241.
— — malignes 244.
Tympanique (son), 43.
Type respiratoire (modifications du), 37.

Vibrations vocales, 39.
Vicariant (emphysème), 259.
Voix amphorique, 53.
— (auscultation de la), 52.
— chevrotante, 53.
— de polichinelle, 53.
— (retentissement exagéré de la), 53.
Vomiques, 27.

Woillez (maladie de), 130.

Zoogléique (pseudo-tuberculose), 232.

Poitiers. — Imp. Blais et Roy.

Nouveaux Éléments de Pathologie médicale, par A. LAVERAN, membre de l'Académie des sciences, et J. TEISSIER, professeur à la Faculté de médecine de Lyon, 4e *édition*. 1894, 2 vol. in-8 de 1866 pages, avec 125 figures.............. **22 fr.**

Aide-mémoire de Pathologie interne, par le professeur Paul LEFERT. 6e *édition*. 1899, 3 vol. in-18 de 858 pages, cart.. **9 fr.**

Le même en 1 volume relié maroquin souple, tête dorée.. **10 fr.**

Tableaux synoptiques de Pathologie interne, par le Dr VILLEROY. 2e *édition*. 1899, 1 vol. gr. in-8 de 208 pages, cart.. **5 fr.**

Le Premier Livre de Médecine, manuel de propédeutique pour le stage hospitalier, par les Drs BOUGLE, chirurgien des hôpitaux de Paris, et CAVASSE, ancien interne des hôpitaux. 1897, 2 vol. in-16 de 900 pages, avec figures.................. **10 fr.**

Consultations médicales, thérapeutique et clinique, par le Dr HUCHARD, médecin de l'hôpital Necker. 2e *édition*. 1901, 1 vol. in-8 de 500 pages.................................. **8 fr.**

Clinique médicale de l'Hôtel-Dieu de Paris, par les professeurs TROUSSEAU et PETER. 9e *édition*. 1898, 3 vol. in-8, ensemble 2616 pages.................................. **32 fr.**

Clinique médicale de la Pitié, par le Dr GALLARD. 1 vol. in-8 de 656 pages.................................. **10 fr.**

La Pratique journalière de la Médecine dans les Hôpitaux de Paris. Maladies microbiennes et parasitaires. — Intoxications. — Affections constitutionnelles, par le professeur Paul LEFERT. 1895. 1 vol. in-18 de 300 pages, cart. . **3 fr.**

Lexique-Formulaire des Nouveautés médicales. Nouvelles maladies, nouveaux remèdes, nouvelles opérations, par le professeur Paul LEFERT. 1898. 1 vol. in-18 de 336 pages, cart. **3 fr.**

Aide-Mémoire de Médecine hospitalière. — Anatomie. — Pathologie. — Petite chirurgie, par le professeur Paul LEFERT. 1895. 1 vol. in-18, cart.................................. **3 fr.**

Conférences pour l'Externat des hôpitaux de Paris (Anatomie, pathologie et petite chirurgie), par J. SAULIEU et A. DUBOIS, internes des hôpitaux de Paris. 1900. 1 vol. gr. in-8 de 720 pages, avec 400 figures.......................... **16 fr.**

Conférences pour l'Internat des hôpitaux de Paris, par J. SAULIEU et A. DUBOIS. 1902, 3 vol. gr. in-8, avec fig. **30 fr.**

Le Carnet du médecin, tableaux du pouls, de la respiration et de la température, comptabilité. 1 cahier oblong cartonné. **1 fr.**

ENVOI FRANCO CONTRE UN MANDAT SUR LA POSTE

Poitiers. — Imprimerie BLAIS et ROY, 7, rue Victor-Hugo.

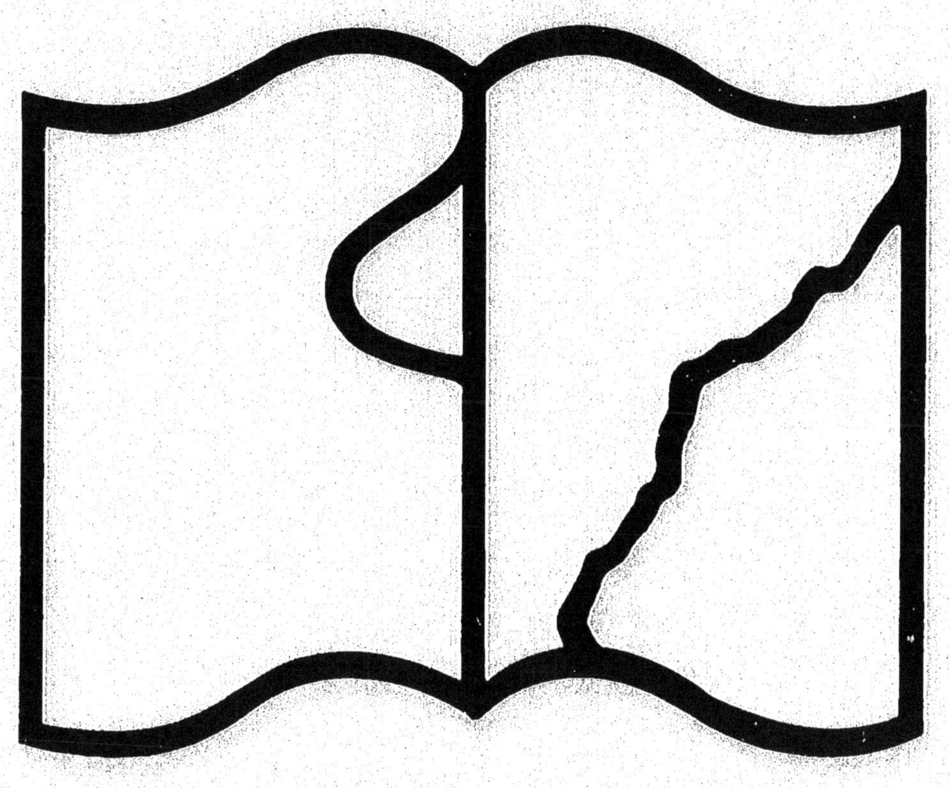

Texte détérioré — reliure défectueuse

NF Z 43-120-11

Reliure serrée

www.ingramcontent.com/pod-product-compliance
Ingram Content Group UK Ltd.
Pitfield, Milton Keynes, MK11 3LW, UK
UKHW020557230726
13926UKWH00005B/2059